Pflegeprozess Training & Transfer Pflege

Die Reihe **Training & Transfer Pflege**
wird herausgegeben vom ABZ Verbund Pflege HF

BzG Bildungszentrum Gesundheit Basel-Stadt

HFGS AARAU

Berner Bildungszentrum Pflege

Höhere Fachschule Schaffhausen Pflege

ZAG Zentrum für Ausbildung im Gesundheitswesen

ABZ Verbund Pflege HF Aargau/Basel/Bern/Schaffhausen/Zürich (Hrsg.)

PFLEGEPROZESS

TRAINING & TRANSFER PFLEGE

4. Auflage

hep

hep
kompetent bilden

FSC MIX Papier | Fördert gute Waldnutzung FSC® C106616

FAIR KOPIEREN UND NUTZEN. >> fair-kopieren.ch

Remo Aeschlimann, Dipl. Berufsschullehrer, Diplomierter Pflegeexperte HöFa II, seit 2007 am Berner Bildungszentrum Pflege
Dieter Wäldele, Pflegepädagoge B. A., seit 2006 am Bildungszentrum Gesundheit Basel-Stadt
Markus Stadler, Dipl. Medizininformatiker FH, seit 2013 am Berner Bildungszentrum Pflege

ABZ Verbund Pflege HF Aargau/Basel/Bern/Schaffhausen/Zürich (Hrsg.)
Pflegeprozess
Training & Transfer Pflege
Autoren: Remo Aeschlimann, Dieter Wäldele, Markus Stadler
ISBN Print inkl. digitaler Ausgabe: 978-3-0355-2681-3
ISBN digitale Ausgabe: 978-3-0355-2682-0

Projektleitung: Irène Moser unter Mitwirkung von Beatrice Käser Merz
Umschlag und Gestaltung: Atelier Kurt Bläuer, Bern
Zeichnungen: Remo Aeschlimann
Fotos: Jonas Eichenberger, Bern und Bernard Krummenacher, Bern

Bibliografische Information der Deutschen Nationalbibliothek:
Die Deutsche Nationalbibliothek verzeichnet diese Publikation in der Deutschen Nationalbibliografie; detaillierte bibliografische Daten sind im Internet über http://dnb.dnb.de abrufbar.

4. Auflage 2024

hep-verlag.ch

Zusatzmaterialien und -angebote zu diesem Buch:
http://mehr.hep-verlag.ch/pflegeprozess

Inhaltsverzeichnis

Vorwort 7

1 Lehre und Methode im Lernbereich Training und Transfer 9

1.1 Kompetenzentwicklung 10

1.2 Methode 11

2 Einführung in das Thema 13

2.1 Lernziele 15

2.2 Vorerfahrungen 16

3 Grundlagen und Trainingsaufgaben 17

3.1 Pflegeprozess Schritt 1 – Pflegeassessment 19
Befragen 20
Körperliche Untersuchung 21
Formen des Assessments – Übersicht 22
Assessmentformen 22
Ressourcen erfassen und beachten 24
Basisassessment 26
Arbeitsauftrag 26
Handlungsablauf 27
Fokusassessment 32
Arbeitsauftrag 32

3.2 Pflegeprozess Schritt 2 – Pflegediagnosen 33
Bestandteile einer Pflegediagnose 37
Formulierung von Pflegediagnosen 39
Pflegediagnosen und Ressourcen 42
Arbeitsauftrag 42
Pflegediagnosen validieren 43
Arbeitsauftrag 43
Handlungsablauf 44

3.3 Pflegeprozess Schritt 3 – Pflegeziele 49
Pflegeziele formulieren 53
Arbeitsauftrag 53

3.4 Pflegeprozess Schritt 4 – Pflegemassnahmen 54
Pflegemassnahmen formulieren 57
Arbeitsauftrag 57
Pflegeplanung besprechen 58
Arbeitsauftrag 58
Handlungsablauf 59

3.5 Pflegeprozess Schritt 5 – Pflegemassnahmen durchführen 63
Pflegemassnahme durchführen 64
Arbeitsauftrag 64

3.6 Pflegeprozess Schritt 6 – Pflegemassnahmen evaluieren 65
Pflegeevaluation 66
Arbeitsauftrag 66
Pflegeprozess weiterführen 67
Arbeitsauftrag 67

4 Fallbeispiele 69

4.1 Einfache Fallbeispiele 71

4.2 Mittelschwere Fallbeispiele 74

4.3 Komplexe Fallbeispiele 78

5 Ergebnissicherung 95

5.1 Selbstreflexion 96

6 Literatur 97

6.1 Literatur 98

7 Anhang 101

7.1 Basisassessments zur Fallbearbeitung 103

7.2 Fokussassessments zur Fallbearbeitung (Risikoeinschätzung) 110

7.3 Screeninginstrumente zur Fallbearbeitung (Risikoerkennung) 111

7.4 Individueller Pflegeplan 112

Hygienische Händedesinfektion in 6 Schritten 114

Vorwort

Die duale höhere Berufsbildung zeichnet sich dadurch aus, dass erforderliche berufliche Kompetenzen für den jeweiligen Beruf in Schule und Praxis erworben werden. In der theoretischen Ausbildung, im Lernbereich Schule, werden Wissen und Kenntnisse erarbeitet, in der praktischen Ausbildung, im Lernbereich Praxis, werden Fähigkeiten und Fertigkeiten erworben und Erfahrungen gesammelt.
An einem dritten Lernort, im Lernbereich Training und Transfer (LTT), werden pflegerische Handlungen in einem simulierten Lernfeld trainiert und theoretisch begründet.
Durch diesen systematischen Ansatz von Lehren und Lernen werden Studierende auf die herausfordernden beruflichen Situationen in der Pflegepraxis vorbereitet.
Berufs- und Pflegefachpersonen aus Schule und Praxis, welche dem ABZ Verbund der Höheren Fachschulen Pflege (Aargau, Basel, Bern, Schaffhausen und Zürich) angehören, haben für den LTT-Lernbereich Arbeitshefte entwickelt. Diese unterstützen den Erwerb pflegerischer Kompetenzen und den Transfer zwischen Theorie und Praxis.
Jedes Arbeitsheft geht von einem konkreten Fallbeispiel der Akut-, der Langzeit-, der Psychiatrie-, der Rehabilitations- sowie der Kinder- und Familienpflege und/oder der spitalexternen Pflege aus. Konkrete Lernziele beschreiben das angestrebte Lernergebnis, ein Vorkenntnistest aktiviert das zum Thema des Heftes vorhandene Wissen. Das Kernstück der Arbeitshefte bilden die Handlungsabläufe, die kompetenzorientiert aufgebaut sind. Anhand detaillierter Beschreibungen und Begründungen können die einzelnen Schritte erlernt werden, gleichzeitig dienen die Handlungsabläufe als Beobachtungsinstrument für die Selbst- und Fremdkontrolle. Transferaufgaben, eine Lernkontrolle und Instrumente zur Reflexion helfen den Studierenden, sich die pflegerischen Kompetenzen nachhaltig anzueignen.
Wir danken allen Beteiligten für ihr grosses Engagement!

Die Rektor*innen der Mitgliederschulen
Andreas Schächtele, Aarau
Bernadette Oberholzer, Basel
Thomas Ruprecht, Bern
Marc Kummer, Schaffhausen
Michael Steeg, Winterthur

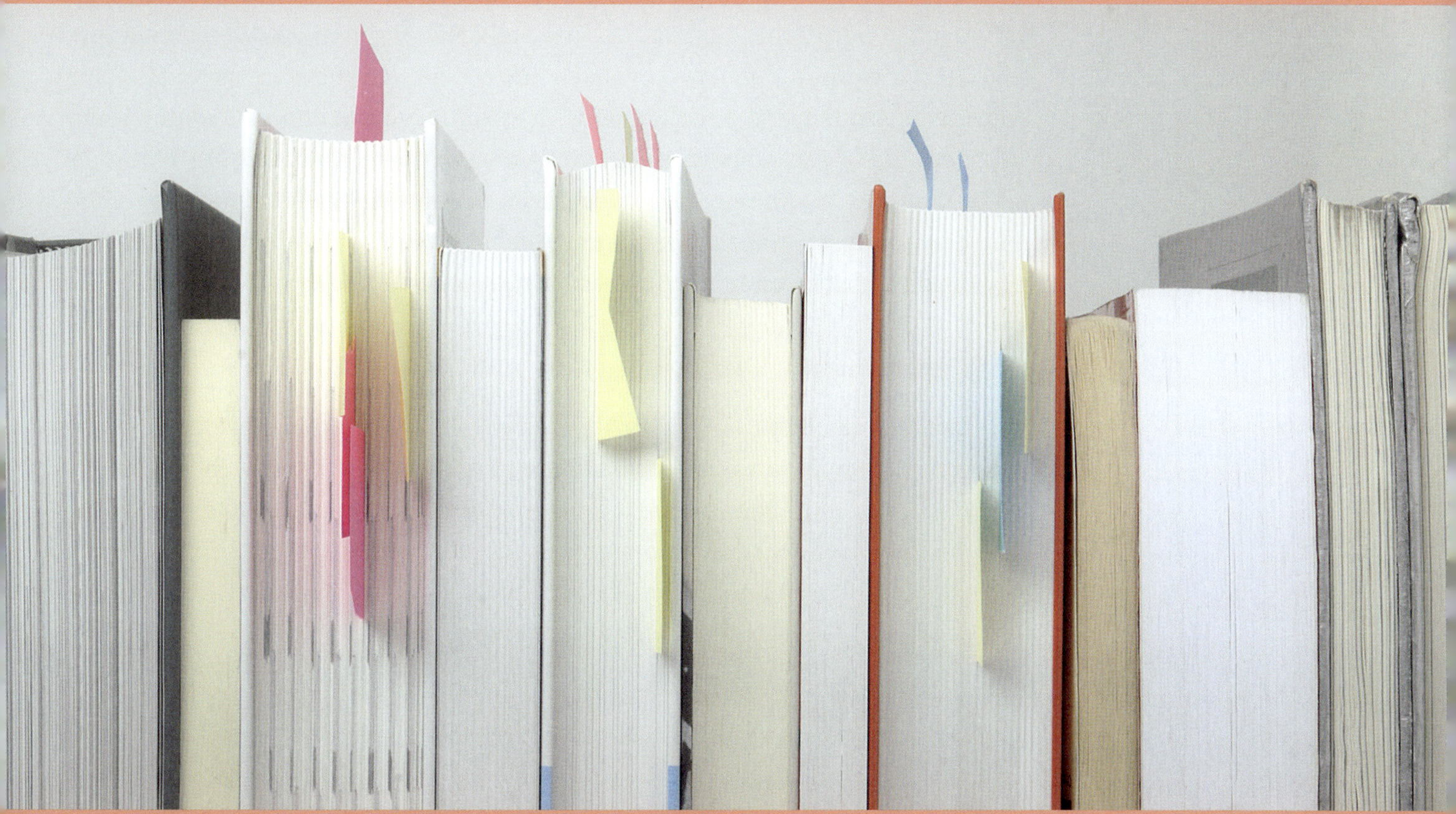

1 Lehre und Methode im Lernbereich Training und Transfer

Ausgangslage von pflegerischem Handeln in der Praxis sind konkrete Pflegesituationen. Um die Herausforderungen in diesen Situationen zu bewältigen, müssen berufsspezifische Kompetenzen erlernt werden. Die Arbeitshefte Training & Transfer Pflege orientieren sich bei der Kompetenzentwicklung am holistischen Berufsbildungsmodell von Felix Rauner et al. (2015) (siehe Kapitel 1.1). Der Aufbau der Trainingshefte hilft, den Transfer von theoretischem Wissen in berufliche Fähigkeiten und Fertigkeiten vorzunehmen und die dafür erforderlichen Kompetenzen zu entwickeln und zu üben. Mit der CAS-Methode (siehe Kapitel 1.2) können die Kompetenzen nachhaltig trainiert werden. Während der Übungssequenzen nimmt das Coaching durch den*die Trainer*in stetig ab, dadurch beginnen die Studierenden selbstständiger zu handeln.

1.1 Kompetenzentwicklung

Das Kompetenzmodell von Felix Rauner et al. (2015) stellt die Entwicklung beruflicher Kompetenzen in verschiedenen Kompetenzbereichen und auf mehreren Niveaus dar. Das Modell umfasst acht Kompetenzbereiche, die nötig sind, um berufliche Situationen ganzheitlich und umfassend zu bewältigen.

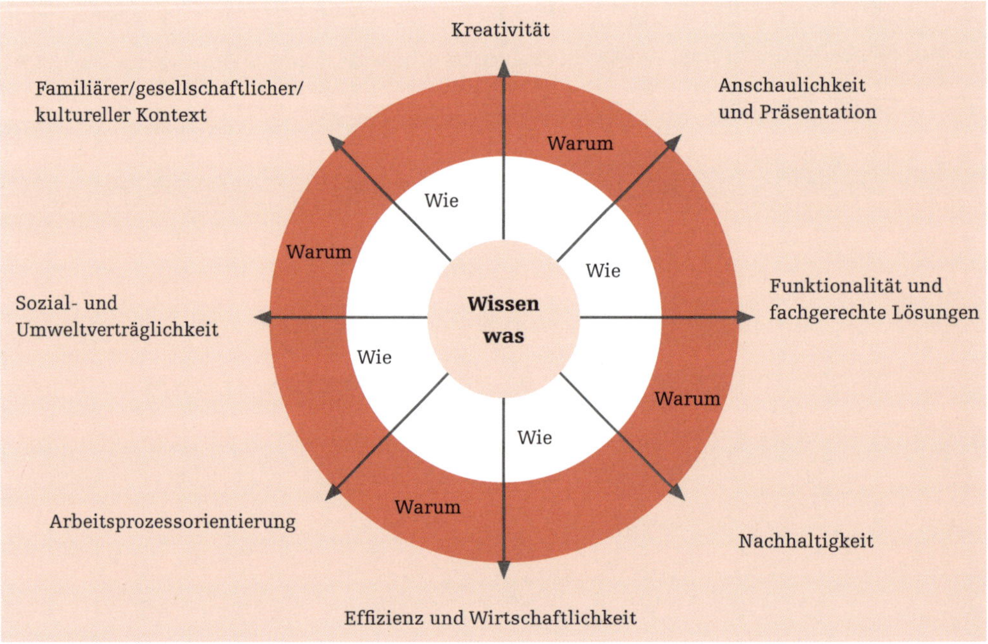

Holistisches Berufsbildungsmodell in Anlehnung an Rauner et al., 2015

Die Kompetenzbereiche weisen in Pflegeberufen folgende Inhalte auf:
Funktionalität und fachgerechte Lösungen bezeichnen fachlich richtiges Handeln aufgrund von evidenzbasiertem Pflegewissen.
Anschaulichkeit und Präsentation beinhalten, Ergebnisse deutlich, strukturiert, differenziert und nachvollziehbar darzustellen.

Wirtschaftlichkeit umfasst die Frage nach den zeitlichen, personellen und finanziellen Ressourcen.
Nachhaltigkeit bedeutet die wirksame Planung von Interventionen, die ein dauerhaftes Gesunden fördern, Komplikationen vorbeugen und ein Wiederauftreten von Gesundheitsproblemen bestmöglich verhindern.
Arbeitsprozessorientierung zeigt sich in einer professionellen Arbeitsorganisation innerhalb der Pflege und in der interdisziplinären Zusammenarbeit, bei der die Arbeitsprozesse reibungslos ablaufen und Leerläufe vermieden werden.
Umweltverträglichkeit umfasst alle Umweltfaktoren wie Einhalten von hygienischen Richtlinien, Berücksichtigung von Krankheits- und Unfallverhütung und Beachtung des persönlichen Gesundheitsschutzes.
Sozialverträglichkeit wird deutlich in der professionellen Beziehungsgestaltung zu den Pflegebedürftigen und deren Angehörigen unter Berücksichtigung des familiären, kulturellen und ethischen Kontextes.
Kreativität schöpft den situativ vorhandenen pflegeberuflichen Gestaltungsspielraum aus.

Der Einbezug der acht Kompetenzbereiche im Sinne des Rauner-Modells soll dazu beitragen, in einer konkreten Fallsituation möglichst umfassende, wirkungsvolle und effiziente Interventionen auszuwählen und anzuwenden. Die Handlungsabläufe sind deswegen nur Leitlinien für die Handlung selbst – für die Bewältigung der Fallsituation sind zusätzlich immer die individuellen Anforderungen der Situation einzubeziehen. Erst durch die Beachtung aller Kompetenzbereiche in einer Fallsituation wird das gesamte berufliche Können sichtbar.
Das Kompetenzniveau zeigt sich in der beruflichen Situation nach Rauner auf drei verschiedenen Stufen. Auf der ersten Niveaustufe gilt es zu entscheiden, **was** getan werden muss (welche Interventionen), auf der zweiten, **wie** es getan werden muss (korrekte Durchführung), und auf der dritten, **warum** die Intervention so durchgeführt werden muss (fachliche Begründung). Diese drei von Rauner in seinem Modell beschriebenen Niveaustufen werden in den Tabellen der Handlungsabläufe in diesem Heft als Handlungsschritt (wissen was), als Beschreibung der Handlung (wissen wie) und als Begründung (wissen warum) bezeichnet (siehe Kapitel 3).

1.2 Methode

Berufliche Kompetenzen werden erst beherrscht, wenn mehrere Lernschritte vollzogen sind. Für den Bereich Training und Transfer eignet sich die Anwendung der Methode «cognitive apprenticeship» (Collins, 2005).
Nach einer Einleitung, in der Ziele, Ablauf und Bedeutung vorgestellt werden, werden in einer Orientierungsphase die Vorkenntnisse aktiviert, Erfahrun-

gen wachgerufen und der Sachbestand geklärt. Als Erstes findet das **Modelling** statt: Dabei wird der Handlungsablauf demonstriert, hierbei werden die Handlungsschritte und der fachliche Hintergrund verbalisiert.
Es folgt die Trainingsphase, zu ihr gehören Beobachten, Korrigieren, Unterstützen und Feedback geben. Das **Coaching** der Lehrperson findet dabei in mehreren Lernschritten statt:

- Beim **Scaffolding** gibt die Lehrperson Struktur, leitet an und übernimmt bei Bedarf Teilschritte.
- Während des **Fading** tritt die Lehrperson entsprechend der Ausführung der Aufgabe durch die Studierenden in den Hintergrund.
- In der **Articulation** werden die Handlungsschritte und Zusammenhänge schliesslich von den Studierenden selbst erklärt.

Die Kompetenzen können so nach und nach erworben werden, bis die Lernschritte zur vollumfänglichen Selbstständigkeit in der Durchführung der Handlungsabläufe führen. Mit einer **Reflection,** dem Vernetzen, und der **Exploration**, dem Transfer in die Praxis, wird die Lernsequenz abgeschlossen. Die einzelnen Schritte der Methode CAS laufen nicht zwangsläufig linear ab. Es ist mit dem Lernprozess vereinbar, zu einem bereits absolvierten Schritt zurückzugehen. In der beruflichen Praxis können später die individuellen Einflussfaktoren der jeweiligen Pflegesituationen einbezogen werden. Erst dann werden die neu erlernten beruflichen Kompetenzen vollumfänglich eingesetzt.

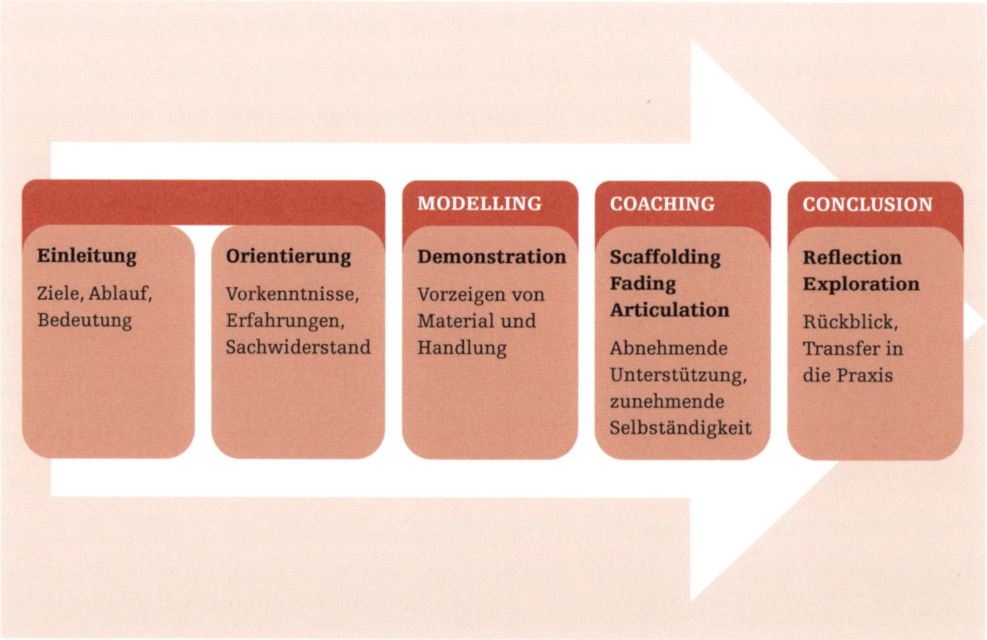

Lernbereich Training und Transfer: Erlernen komplexer Handlungsabläufe, Entwickeln beruflicher Kompetenzen (nach Collins, 2005)

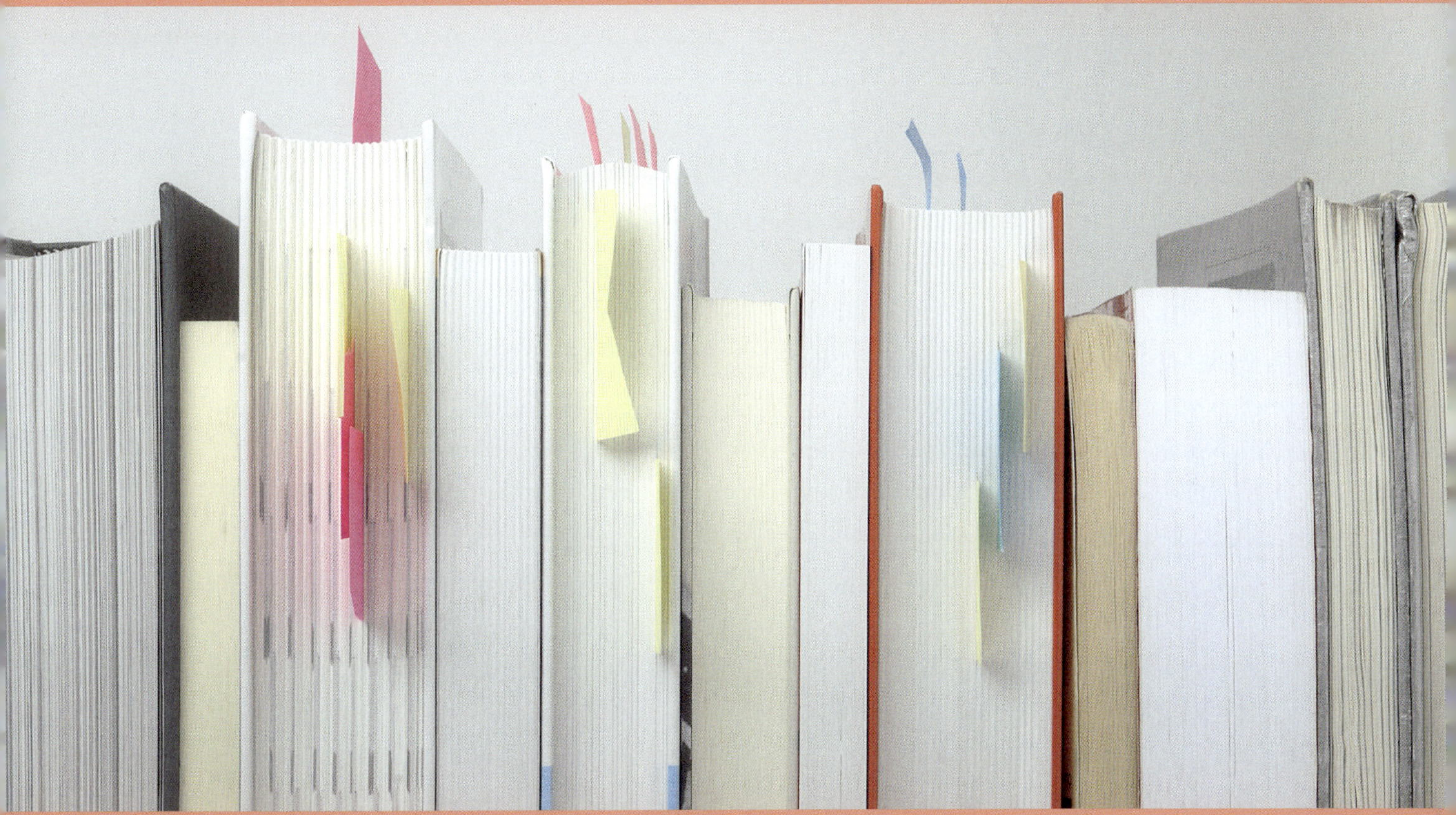

2 Einführung in das Thema

Der Pflegeprozess ist die Anwendung eines allgemein anerkannten Problemlösungsverfahrens in der Gesundheits- und Krankenpflege. Er beschreibt als Beziehungs- und Problemlösungsprozess, das Kerngeschäft professioneller Pflege (Stefan et al., 2006, S. 3). Er ist ein Bezugsrahmen, der dazu beiträgt, die intra- und interdisziplinäre Zusammenarbeit zu fördern und eine kontinuierliche Behandlung und Betreuung über die Institutionsgrenze hinweg zu gewährleisten.

In den 80er- und 90er-Jahren wurde in der Schweiz und in Deutschland hauptsächlich mit dem Pflegeprozess, der nach Fiechter und Meier in sechs Schritte unterteilt ist, gearbeitet. Heute besteht international in der Pflege weitgehende Übereinstimmung darüber, dass professionelle Pflege nach diesem Pflegeprozess gestaltet sein sollte (Stieger et al., 2005).

«Der Pflegeprozess beruht auf wissenschaftlichen Grundlagen und bietet eine Struktur, die darauf zielt, das Wohlbefinden des Patienten [sic!] zu verbessern, zu erhalten oder wiedererlangen zu lassen» (Brobst et al., 2007, S. 25).

2.1 Lernziele

Der*Die Studierende …

Funktionalität und fachgerechte Lösungen	… definiert den Pflegeprozess. … nennt die Ziele des Pflegeprozesses. … erklärt den Zusammenhang von Pflegeplanung und Pflegeprozess. … beschreibt die Pflegeprozessschritte. … erläutert die Inhalte der Pflegeprozessschritte. … dokumentiert den Pflegeprozess vollständig und fachgerecht.
Wirtschaftlichkeit	… geht bei der Anwendung, Durchführung und Dokumentation des Pflegeprozesses systematisch und effizient vor.
Arbeitsprozessorientierung	… führt die einzelnen Schritte des Pflegeprozesses fachgerecht durch.
Umweltverträglichkeit	… geht bei der Durchführung des Pflegeprozesses ressourcenorientiert vor.
Sozialverträglichkeit	… berücksichtigt die Ressourcen des*der Patient*in. … fördert die Ressourcen des*der Patient*in. … beteiligt den*die Patient*in an der Pflegeplanung ihren Ressourcen entsprechend. … bezieht das soziale Umfeld des*der Patient*in in die Planung mit ein. … vermittelt Sicherheit unter Wahrung der Intimsphäre.
Nachhaltigkeit	… überprüft die Wirksamkeit der Pflegeprozessplanung. … sorgt für die Weiterführung des Pflegeprozesses bei internen und externen Übertritten.
Anschaulichkeit und Präsentation	… begründet das Vorgehen im Pflegeprozesses nachvollziehbar und auf der Grundlage evidenzbasierter Pflege. … dokumentiert die Ergebnisse der Arbeitsaufträge fachgerecht.
Kreativität	… zeigt Flexibilität und Offenheit gegenüber individuellen Wünschen und Ansprüchen der betroffenen Personen. … integriert individuelle Wünsche und Ansprüche der betroffenen Person unter Beachtung fachspezifischer Anforderungen und institutioneller Bedingungen.

2.2 Vorerfahrungen

Machen Sie sich Gedanken zu folgenden Fragen:

1. Welche Erfahrungen haben Sie in der Praxis mit dem Pflegeprozess gesammelt?
2. Wie wurden Pflegeaktivitäten dokumentiert und evaluiert?
3. Weshalb ist der Pflegeprozess wichtig für die Pflege?
4. Erklären Sie, weshalb der Pflegeprozess als «Kerngeschäft der professionellen Pflege» gesehen wird.
5. Erstellen Sie ein Mind-Map, welches Ihr Wissen zum Pflegeprozess abbildet.

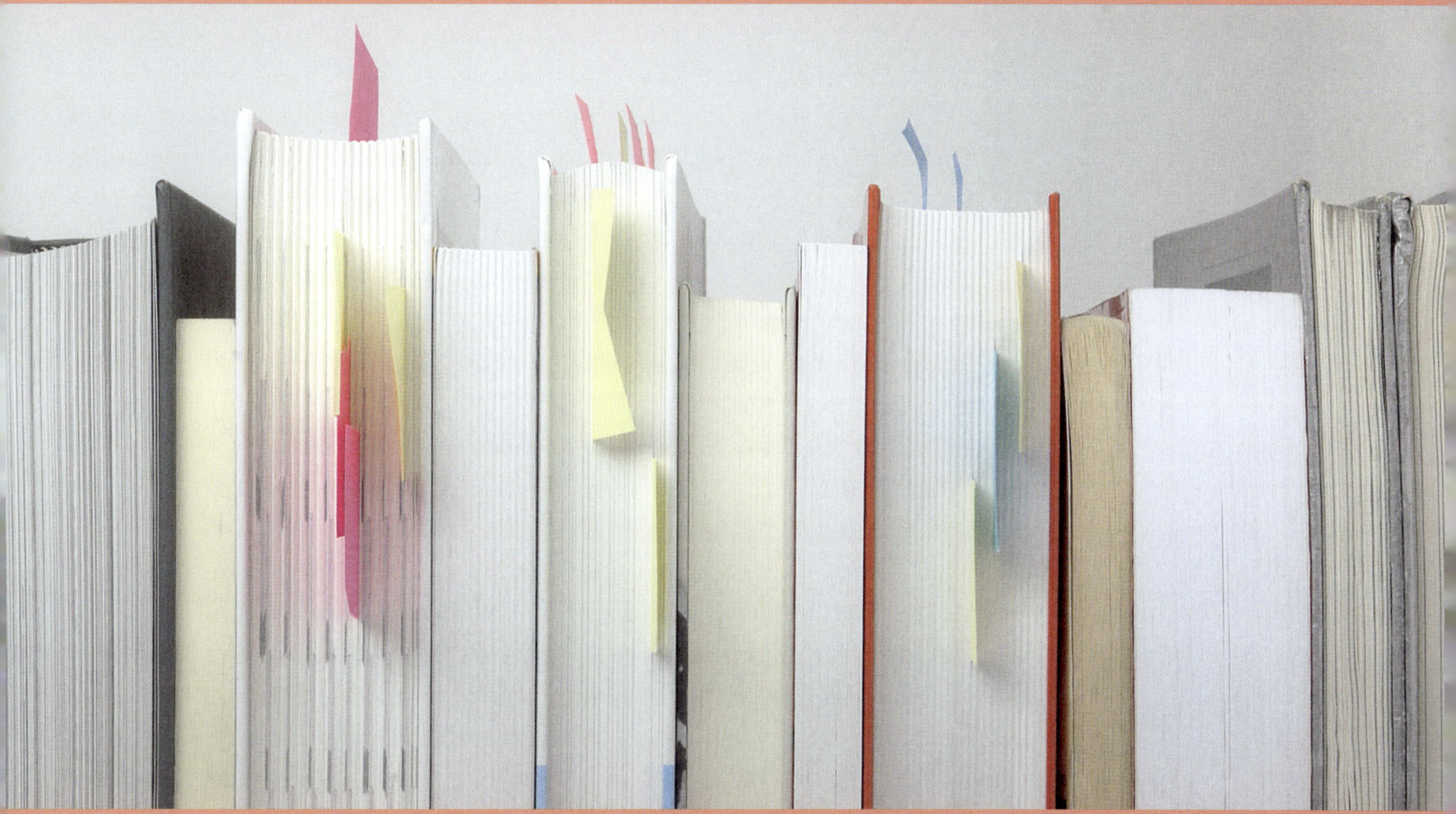

3 Grundlagen und Trainingsaufgaben

Die einzelnen Phasen des Pflegeprozesses bauen in einer logischen Reihenfolge aufeinander auf und befähigen die Pflegefachpersonen von eher zufälligem, reaktivem und intuitivem Handeln, zu rational **begründbarer und geplanter Handlung** zu gelangen. Er **strukturiert** die Vorgehensweise der Pflegefachpersonen (Stefan et al., 2006, S. 3) und macht pflegerisches Handeln für andere, beispielsweise dem Pflegeteam, den Patient*innen, den Kostenträgern, sicht- und nachvollziehbar. Der Pflegeprozess ist daher ein wichtiges Instrument zur **Sicherung der Pflegequalität**. Das Pflegewissen unterstützt die Durchführung des Pflegeprozesses. Die Umsetzung des Pflegeprozesses soll durch Theorie (Pflegewissen) erklärt, begründet und gerechtfertigt werden können. Das Pflegewissen, die Qualität der Beziehungsgestaltung und die Qualität der Kommunikation wirken sich auf den Inhalt bzw. das Gelingen des Pflegeprozesses aus (theoriegeleitete bzw. evidenzbasierte Pflege, Adhärenz des*der Patient*in).

Der **«Respekt vor der Patientenautonomie»** ist Grundlage pflegerischen Handelns, daher wird im Pflegeprozess so weit möglich darauf geachtet. Betroffene sollen im Austausch einen **Dialog auf Augenhöhe** erleben, für sich sprechen dürfen, ihre Situation und ihr Erleben mit ihren eigenen Worten, Gesten und Darstellungsformen ausdrücken können. Dabei erfahren sie auf ihr Ausdrucksverhalten, **achtsame Antworten und Resonanz** durch Pflegefachpersonen. Betreffend Pflegediagnostik sind sich Pflegefachpersonen bewusst, dass das Stellen von Pflegediagnosen den* die Patient*in stigmatisieren kann. Umso wichtiger ist es den **Pflegeprozess dialogisch zu gestalten** (Staudacher, D., 2023, S. 744).

3.1 Pflegeprozess Schritt 1 – Pflegeassessment

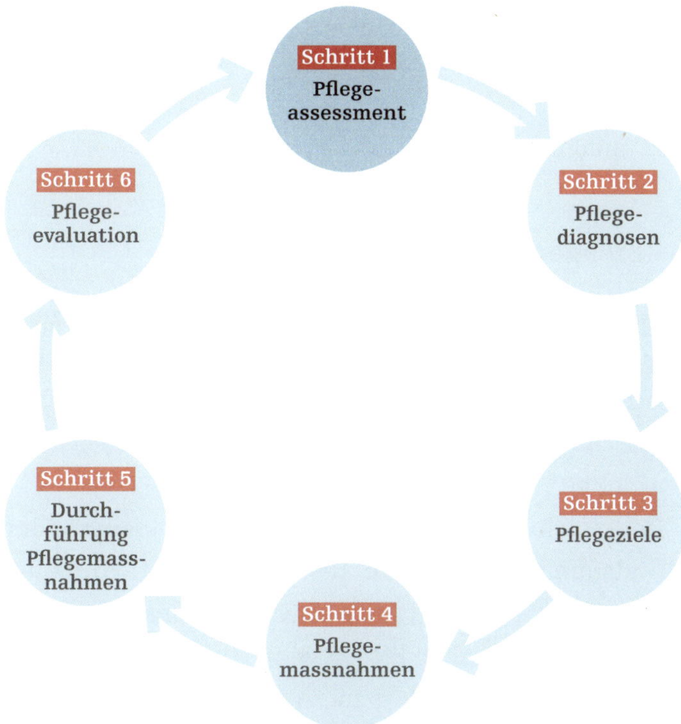

Eine*n Patient*in mit ihren*seinen gesundheitlichen Beeinträchtigungen und ihren*seinen Ressourcen im Rahmen eines Aufnahmegesprächs einzuschätzen, ist die erste Aufgabe einer Pflegefachperson, um den Pflegeprozess zu verwirklichen. Dieses Pflegeassessment (engl. to asses = einschätzen) ist Grundlage einer bestmöglichen klinischen Praxis. Alle folgenden Schritte des Pflegeprozesses, sowie die Qualität der Pflege insgesamt, hängen von der Güte dieser Situationseinschätzung ab (Brobst et al., 2007, S. 31). **«Der erste Schritt des Pflegeprozesses, das Pflegeassessment oder die Einschätzung, beinhaltet das allgemeine Beobachten, das Befragen [...] und das Untersuchen des Patienten»** (Brobst et al., 2007, S. 25).

Oftmals wird das pflegerische Assessment als Pflegeanamnese bezeichnet, mit diesem Begriff ist jedoch nur die pflegerische Vorgeschichte gemeint und nicht die Einschätzung der aktuellen Situation. Geeignete Bezeichnungen sind neben Assessment, Informationssammlung oder pflegerische Situationseinschätzung (Abderhalden et al., 2011, S. 351).

Beobachten

Durch Beobachtung können wichtige Informationen gewonnen werden. Beobachtung beginnt bereits bei der ersten Begegnung mit dem*der Patient*in und setzt sich während der ganzen Betreuung fort. Zudem nutzen Pflegefachpersonen Beobachtungen, um gezielt bei Patient*innen nachzufragen oder allenfalls zu untersuchen. Gemäss Brobst et al. (2007, S. 42–44) sollen folgende spezifischen Merkmale des*der Patient*in beobachtet und dokumentiert werden:

- das Erscheinungsbild
- die kognitiven Fähigkeiten
- die Kommunikation
- die Mobilität

Befragen

Beim Befragen wird durch Anwendung eines strukturierten Basisassessments und allenfalls weiteren nötigen Assessmentinstrumenten eine ganzheitliche Erfassung der Patientensituation angestrebt. Dazu werden die für die Durchführung einer individuell angepassten Pflege notwendigen Informationen erhoben.

Dabei achtet die Pflegefachperson hier insbesondere auf eine **professionelle zwischenmenschliche Beziehungsgestaltung** (Peplau et al., 2009). Wenn sie Fragen stellt, setzt sie bewusst Kommunikationstechniken, wie beispielsweise offene Fragen (W-Fragen), ein. Die Pflegefachperson vermittelt Interesse am Gegenüber, fördert das Vertrauen und das Sich-ernst-genommen-fühlen des*der Patient*in. Dies erlaubt es dem*der Patient*in, sich im Assessmentgespräch öffnen zu können.

Die dabei erhaltenen Informationen können differenziert werden, und zwar in subjektive und objektive Informationen (Abderhalden et al.,2011). Mit den **subjektiven Informationen** sind die Aussagen des*der Patient*in (und/oder seiner Bezugspersonen/Angehörigen) über sein Krankheitserleben, die eigene Wahrnehmung der Situation und allfälliger Probleme gemeint. Hingegen sind objektive Informationen, Daten, die beobachtet, gemessen und nachgeprüft werden können (Brobst et al., 2007). Beispielsweise ist der Blutdruckwert eine*r Patient*in eine **objektive Information**, seine Aussagen über einen Zustand des Unwohlseins eine subjektive. Im Pflegeassessment sind die subjektiven Aussagen und Hinweise des*der Patient*in oft Basis für vertieftes Assessment bzw. weiteres Befragen.

Im Pflegeassessment ist es daher wichtig **subjektive und objektive Informationen zu erhalten, beide sind bedeutsam.**

Eine Möglichkeit, um bei subjektiven Informationen zu weiteren oder genaueren Informationen (wie z.B. Schmerz oder Angst) zu kommen, ist das Nachfragen mithilfe des PQRST-Schemas (Brobst et al., 2007, S. 32):

PQRST-Schema

Provokative und palliative Umstände	Was löst die Beschwerden aus? Wodurch wird es verstärkt oder verschlimmert? Was schwächt die Beschwerden ab?
Qualität und Quantität	Wie fühlen sich die Beschwerden an? Wie würden sie die Beschwerden beschreiben?
Region und Radiation	Wo treten die Symptome auf? Strahlt es aus?
Schwereskala	Wo würden Sie Schmerzen auf einer Skala von 1 bis 10 einordnen, wenn 10 den stärksten Schmerz bezeichnet?
Timing	Wie oft spüren sie das Symptom: stündlich, täglich, wöchentlich? Wie lange tritt das Symptom auf? Wann tritt es meistens auf?

Körperliche Untersuchung

Auf Basis der Beobachtung und dem Pflegeassessmentgespräch folgt die körperliche Untersuchung. «Dabei werden objektive Daten gesammelt, welche die Vermutungen aus der Vorgeschichte bestätigen oder widerlegen. [...]. Der Umfang der körperlichen Untersuchung ist vom Zustand des Patienten [sic!], der klinischen Umgebung sowie den Richtlinien und Vorgaben der jeweiligen Einrichtung abhängig» (Brobst et al., 2007, S. 67).

Überblick über die körperliche Untersuchung	Untersuchungsmethoden
• Atemsystem • Bewegungsapparat • Hals, Nasen, Ohren, Mund, Augen • Hautzustand • Herz-Kreislauf-System • Magen-Darm-Trakt • Urogenitalsystem • Zentralnervensystem (Gehirn, Rückenmark)	• **Inspektion**, Betrachtung (Haut, Mund, Fingernägel, Körperhaltung usw.) • **Palpation**, Fühlen (Puls, Temperatur, Feuchtigkeit, Turgor usw.) • **Perkussion**, Abklopfen (Blähungen usw.) • **Auskultation**, Abhören (Blutdruck, Darmgeräusche, Herztöne usw.) • **Riechen** • **Messen** (Grösse, Gewicht, Vitalzeichen, Mengen, Tests usw.)

Formen des Assessments – Übersicht

Nach ersten Beobachtungen, dem Gespräch mit dem*der Patient*in und allenfalls Untersuchungen hat die Pflegefachperson bereits vielfältige Informationen über die Situation des*der Patient*in erhalten. Dabei sind möglicherweise pflegerische Themen aufgetaucht, welche auffallen und allein mittels eines Basisassessment nur ungenügend abgeklärt werden können. Aufgrund dessen, werden sodann weitere Assessmentinstrumente, wie zum Beispiel ein Fokus- oder ein Screeningassessment, eingesetzt. Möglicherweise sind solche Themen aufgrund von Vorinformationen, wie beispielsweise Patientenanmeldung oder Berichte bereits bekannt, dann werden solche Assessments bereits in erste Assessmentgespräche eingebunden (z.B. bei einem Sturzrisiko oder einer Dekubitusgefahr).

Assessmentformen

Basisassessment	
Das Basisassessment beschreibt ein **pflegerelevantes Gesamtbild vom Gesundheitszustand und -verhaltens des*der Patient*in**. Die Pflegefachperson erhebt damit strukturiert Daten zu funktionellen Fähigkeiten des*der Patient*in und zu seinen Organsystemen. Sie erfasst das Erleben des*der Patient*in sowie Haltung und Erwartungen gegenüber Pflege und Behandlung. Ziel dieses Assessment ist es, ein möglichst umfassendes Bild des*der Patient*in zu erhalten und den Pflegeauftrag zu klären (Abderhalden et al., 2011, S.351; Wilkinson, 2012). Orientiert sich die Pflege an einem bestimmten konzeptuellen Modell der Pflege, sollten die Informationen nach den Kategorien des jeweiligen Modells strukturiert sein. Eine gut brauchbare allgemeine Struktur bilden z.B. die funktionellen Gesundheitsverhaltensmuster von Gordon, die ATLs oder die Lebensaktivitäten (Brobst et al., 2007, S. 34, S. 77).	• Verhaltensmuster n. Gordon, ATL, LA, AEBDL nach Krohwinkel • RAI, BESA → bedarfsorientiert • LEP, Plaisir, NMDS → aufwandorientiert
Fokusassessment (Risikoeinschätzung)	
Mit einem Fokusassessment werden gezielt Daten gesammelt, die bei einem **spezifischen Problem** bedeutsam sind. Das Vorhandensein des betreffenden Problems wurde mittels Basisassessment erkannt oder durch ein Screening-Assessment erfasst. Mit einem Fokusassessment kann in der Regel der Schweregrad, das Ausmass und die Ursache des Problems bei dem*der Patient*in genauer bestimmt werden.	• Atmung n. Bienstein • Mini Nutritional Assessement (MNA) • Mini-Mental-Status, Uhrentest • Perzentilkurve • Braden-, Norton-Skala • Sturzrisikoassessment (Berg-Balance-Skala)
Fortlaufendes bzw. kontinuierliches Assessment	
Die Einschätzung der Patient*innen ist gemäss Brobst et al. (2007) ein kontinuierlicher Prozess, der mit der ersten Begegnung beginnt und während der ganzen pflegerischen Betreuung andauert. Kontinuierliches Assessment, und damit erneutes Einschätzen der Situation, ermöglicht es zu überprüfen, ob die Pflegemassnahmen erfolgreich waren und der*die Patient*in den erwarteten Pflegezielen näher gekommen ist. [...]. Zudem können dadurch auch andere Gesundheitsprobleme entdeckt werden, welche durch Krankheit, Hospitation oder Behandlung entstanden sind (Brobst et al, 2007, S. 80).	• analog Basisassessment

Interdisziplinäres Assessment	
Hierbei kann es sich gemäss Abderhalden et al. (2011), bspw. um ein gemeinsames ärztlich-pflegerisches Aufnahmegespräch handeln oder z.B. die Beurteilung von entlassungsrelevanten Bedürfnissen (Rixe et al., 2023, S. 674).	
Notfallassessment	
Hier werden nur die **unmittelbar notwendigen Daten** erhoben.	• ABCD, Apgar-Score, Glasgow-Coma-Scale
Screening-Assessment (Risikoerkennung)	
Unter dieser Form versteht man einen zeit- und kostengünstigen **Suchtest** (Siebtest). Durch eine **kurze Einschätzung, mittels einfacher Instrumente** (z.B. weniger Fragen) und mit geringem Aufwand, zeigt ein Screening, ob ein Phänomen, ein bestimmtes (Gesundheits-) Problem oder ein Risiko (bei bestimmten Patient*innen- oder Altersgruppen) vorhanden oder nicht vorhanden ist. Eine differenzierte Bewertung (z.B. das Ausmass des Problems) hingegen erfolgt mittels eines Fokusassessments (Abderhalden et al.,2011; Brobst et al., 2007; Reuschenbach et al., 2011, S.34; Wilkinson, 2012).	• Autar-DVT-Skala, Thromboserisiko • BRASS-Index • Geh- und Sprechtest • Nutritional Risk Screening • Neugeborenen-Screening, Hüftdysplasie, Hörtest b. Kindern, Perzentilkurve • BBDST, Brief Bedside Dysphagia Screening Test

Ressourcen erfassen und beachten

Im Pflegeassessment werden nicht nur die beeinträchtigten Bereiche des *der Patient*in erfasst, sondern auch vorhandene Ressourcen, die in Bezug zu einer bestimmten Pflegediagnose stehen, und dort zur Erreichung der Pflegeziele helfen.
Unterstützt die Pflegefachperson Patient*innen dabei, Ressourcen zu erkennen, so sind die Patient*innen zuversichtlicher ihre Herausforderungen zu bewältigen. Von der Pflegefachperson erfordert das Erkennen von Ressourcen bei Patient*innen jedoch Übung (Lauber, 2017, S.168). Zudem ist die **Orientierung an Ressourcen eine Grundhaltung (Pflegeverständnis)**, die sich in der Art und Weise zeigt, wie man sich in die Patientenbeziehung einbringt (Scheichenberger, 2009).
Im Pflegeassessment kann dies bedeuten, dass die Pflegefachperson den*die Patient*in entsprechend befragt, wie zum Beispiel: «Wie haben sie das bis anhin gemeistert?» oder «Was hat ihnen in dieser Situation am besten geholfen?».

Bei den Ressourcen wird unterschieden, zwischen den **inneren und den äusseren Faktoren** bzw. Bedingungen. Die inneren Faktoren und Fähigkeiten sind das Vertrauen in die eigene Person, der Verstand, das Denkvermögen, der Lebensmut und die Kreativität, welche es Betroffenen überhaupt erst ermöglicht, Schritte zur eigenen Kompetenzerweiterung anzugehen, die eigenen Fähigkeiten zu erweitern und auf äussere Angebote überhaupt reagieren zu können (Scheichenberger, 2009). Bei den Betroffenen ist in diesen Bereichen das grösste Aktivierungspotential (Lauber, 2017, S. 183–184).
Äussere Faktoren und Bedingungen sind Angebote, wie beispielsweise der Einsatz von Hilfsmitteln und/oder die persönliche Unterstützung. Diese helfen den Betroffenen innerpersonale Ressourcen zu erkennen, eigene Fähigkeiten zu aktivieren und zu erweitern.

Doch was soll nun als Ressource bezeichnet werden und wie sollten solche Ressourcen beschrieben sein? Würde die Pflegefachperson den Ressourcenbegriff weit verstehen, dann wäre fast alles als Ressource beschreibbar. Die Pflegefachperson würde alle «noch vorhandenen Fähigkeiten» des* der Patient*in, also Selbstverständliches, beschreiben. Dies wäre nicht zweckmässig, nicht zielführend und endlos. Sinnvoller ist es, in Zusammenhang mit der entsprechenden Pflegediagnose, diejenigen Ressourcen oder eben Fähigkeiten zu beschreiben und zu beachten, über die der* die Patient*in trotzdem noch verfügen «kann», «wenn» sie*er ein bestimmtes Angebot erhält bzw. «wenn» eine bestimmte Bedingung erfüllt ist (Scheichenberger, 2009). Die im Pflegeassessment erfassten Ressourcen werden anschliessend, bei der Planung der Pflege, in der Beschreibung der Pflegemassnahmen berücksichtigt.

Beispiele:

- PP führt ein 10-minütiges Gehtraining, jeweils um 10:30 Uhr und 16:30 Uhr, bis und mit am 18.04.23, mit den Gehstöcken auf der Treppe und bei Vollbelastung durch. *Herr Meier «kann» selbständig auf die Toilette gehen, «wenn» der Rollator in Griffnähe ist.*
- *(…). Frau Müller «kann» das Insulin selbständig subkutan spritzen, «wenn» sie angeleitet wird und das Merkblatt bei sich hat.*
- *(…). «Wenn» der Teller mit einem Tellerring ausgerüstet wird, «kann» Frau Meyer selbständig essen.*

Basisassessment

Arbeitsauftrag

Training

Führen Sie den Handlungsablauf *Basisassessment* durch.

Auftrag

1. Lesen Sie ein (fokusspezifisches) Fallbeispiel im Kapitel 4 «Fallbeispiele».
2. Organisieren Sie sich in der Gruppe und weisen Sie folgende Rollen zu:
   - 1 Pflegefachpersonen
   - 1 Patient*in
   - 1 Beobachter*in
3. Führen Sie das Training gemäss Handlungsablauf durch.
4. Dokumentieren Sie Ihre Beobachtungen.
5. Reflektieren Sie die Simulation und geben Sie Feedback anhand folgender Fragen:

   Pflegefachperson
   - Was ist mir gelungen? Wo fühlte ich mich sicher?
   - Wo traten Schwierigkeiten oder Unsicherheiten auf?
   - Welche Erkenntnisse ziehe ich daraus?

   *Patient*in*
   - Wie wurde ich in die Handlung einbezogen?
   - Wurde ich kompetent informiert?
   - Wie habe ich die Pflegefachperson erlebt?
   - Wurde meine Intimsphäre geschützt?
   - Wurden meine Fragen zufriedenstellend beantwortet?

   *Beobachterin*in*
   - War die Pflegefachperson gut vorbereitet?
   - War das Vorgehen gemäss dem Handlungsablauf korrekt?
   - Hatte der*die Patient*in Gelegenheit, Fragen zu stellen oder Unsicherheiten zu äussern?
   - Wurde der*die Patient*in laufend informiert?
6. Wechseln Sie die Rollen, bis jede Person alle Rollen eingenommen hat.

Sozialform

Gruppenarbeit/Simulation

Zeit

40 Minuten

Handlungsablauf

HANDLUNGSSCHRITT	BESCHREIBUNG	BEGRÜNDUNG	BEOBACHTUNGEN
Vorbereitung			
Pflegedokumentation prüfen	Informieren Sie sich in der Pflegedokumentation über die Verordnungen und den Zustand der Patientin/des Patienten.	Wenn Patient*innen wahrnehmen, dass Sie über die aktuelle Situation informiert sind, wird das Vertrauen und damit der Beziehungsaufbau gefördert.	☐ richtig ☐ falsch ☐ nicht ausgeführt
Material vorbereiten	Legen Sie das Material bereit: – Schreibmaterial – Instrument für das Basisassessment (Beispiele finden Sie im Anhang ab S. 103)	Die Formulare unterscheiden sich je nach Institution.	☐ richtig ☐ falsch ☐ nicht ausgeführt
Ort festlegen	Wählen Sie einen Ort, an dem Sie sich ungestört unterhalten können.	Die Intimsphäre muss gewahrt werden, damit keine vertraulichen Informationen an Unbefugte gelangen und die*der Patient*in sich für das Gespräch öffnen kann.	☐ richtig ☐ falsch ☐ nicht ausgeführt
Präsenzlicht einschalten	Schalten Sie das Präsenzlicht ein.	Das Präsenzlicht markiert im Flur die Anwesenheit einer Pflegefachperson im Zimmer des*der Patient*in. Sie haben so die Möglichkeit, bei einem Notfall Alarm auszulösen.	☐ richtig ☐ falsch ☐ nicht ausgeführt
Arbeitsplatz einrichten	Schliessen Sie alle Fenster und Türen. Schicken Sie Besuch aus dem Zimmer. Sorgen Sie für eine ruhige Umgebung. Installieren Sie gegebenenfalls einen Sichtschutz. Sorgen Sie für ausreichende Beleuchtung.	Zugluft wird vermieden. Die Privatsphäre des*der Patient*in wird gewahrt. Effiziente Arbeitsbedingungen werden geschaffen.	☐ richtig ☐ falsch ☐ nicht ausgeführt
Hände desinfizieren 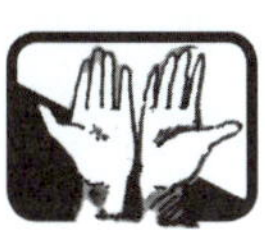	Führen Sie vor dem Kontakt mit dem*der Patient*In eine korrekte Händedesinfektion durch.	Die Übertragung und Verbreitung von Mikroorganismen werden verhindert.	☐ richtig ☐ falsch ☐ nicht ausgeführt

HANDLUNGSSCHRITT	BESCHREIBUNG	BEGRÜNDUNG	BEOBACHTUNGEN
Vorbereitung			
Patientin/Patienten vorbereiten	Begrüssen Sie den*die Patient*in und stellen Sie sich, falls noch nicht geschehen, mit Namen und Funktion vor. Fragen Sie den*die Patient*in nach dem Befinden. Erklären Sie den Anlass und die Dauer der bevorstehenden Pflegehandlung. Holen Sie das Einverständnis des*der Patient*in ein. Fragen Sie nach Wünschen.	Der*die Patient*in weiss stets, welche Massnahmen an ihr*ihm vorgesehen sind. Eine korrekte und verständliche Information fördert die Akzeptanz und das Vertrauen des*der Patient*in. Sie*er fühlt sich respektiert.	☐ richtig ☐ falsch ☐ nicht ausgeführt
Günstige Positionen einnehmen	Sorgen Sie für eine bequeme Sitzposition des*der Patient*in. Positionieren Sie sich selbst in Augenhöhe gegenüber dem*der Patient*in.		☐ richtig ☐ falsch ☐ nicht ausgeführt
Durchführung			
Eintrittsgrund erfragen	Fragen Sie den*die Patient*in nach dem Eintrittsgrund.	Sie erfahren, wie der*die Patient*in über Diagnose usw. informiert ist. Unter Umständen erfahren Sie sogar, welche Vorstellungen bezüglich des Aufenthalts bestehen.	☐ richtig ☐ falsch ☐ nicht ausgeführt
	Erklären Sie, warum Sie das fragen.	Es entsteht sonst der Eindruck, Sie seien nicht informiert.	
Informationen sammeln und dokumentieren	Sammeln Sie die benötigten Informationen entsprechend des verwendeten Basisassessmentinstruments und dokumentieren Sie diese fortlaufend.	Durch die fortlaufende Dokumentation gehen keine wichtigen Informationen verloren.	☐ richtig ☐ falsch ☐ nicht ausgeführt

HANDLUNGSSCHRITT	BESCHREIBUNG	BEGRÜNDUNG	BEOBACHTUNGEN
Durchführung			
Informationen sammeln	Stellen Sie möglichst offene Fragen (z. B. Wie ist …? Wie geht es mit …?). Passen Sie die Fragestellungen nach Bedarf an.	Der*die Patient*in hat die Möglichkeit, das anzusprechen, was ihr*ihm zu einem bestimmten Thema am wichtigsten erscheint. Nicht jede*r Patient*in kann auf offene Fragen antworten. Nicht jedes Thema eignet sich dafür.	☐ richtig ☐ falsch ☐ nicht ausgeführt
	Ergänzen Sie die erhaltenen Informationen, wenn nötig durch gezieltes Nachfragen.	Vielleicht wird nicht jede Frage ausführlich genug beantwortet.	☐ richtig ☐ falsch ☐ nicht ausgeführt
	Fragen Sie nach Ursache oder Herkunft angesprochener Probleme und dem aktuellen Umgang damit.	Es kann der Zusammenhang zur aktuellen Gesundheitssituation und den Ressourcen hergestellt werden.	☐ richtig ☐ falsch ☐ nicht ausgeführt
	Gehen Sie soweit möglich flexibel vor, d.h., greifen Sie angesprochene Themen auf und halten Sie sich nicht streng an das Instrument.	Reines Abfragen wird vermieden. Es kann sich ein Gespräch entwickeln.	☐ richtig ☐ falsch ☐ nicht ausgeführt
	Warten Sie immer wieder ab, zeigen Sie Interesse durch die Körperhaltung und den Blickkontakt.	Der*die Patient*in hat Zeit zum Nachdenken, kann je nachdem noch etwas hinzufügen.	☐ richtig ☐ falsch ☐ nicht ausgeführt
	Halten Sie das Gespräch am Laufen oder nehmen Sie es wieder auf, indem Sie das von Patient*in zuletzt Gesagte wiederholen.	Der*die Patient*in kann den Gedankengang wieder aufnehmen. Sie*er hat die Gelegenheit, zu überprüfen, ob Sie richtig verstanden haben, und kann weitere Aspekte äussern.	☐ richtig ☐ falsch ☐ nicht ausgeführt

HANDLUNGSSCHRITT	BESCHREIBUNG	BEGRÜNDUNG	BEOBACHTUNGEN
Durchführung			
Mit Emotionen umgehen	Warten Sie ab, hören Sie zu.	Der*die Patient*In hat die Gelegenheit, Gefühle auszudrücken.	☐ richtig ☐ falsch ☐ nicht ausgeführt
	Benennen oder spiegeln Sie Ihre Wahrnehmungen, ohne zu bewerten.	Sie zeigen damit, dass Sie die Gefühle ernst nehmen. Der*die Patient*in hat die Gelegenheit, Ihr Verständnis zu überprüfen.	☐ richtig ☐ falsch ☐ nicht ausgeführt
	Teilen Sie Ihre eigenen Gefühle mit, falls Sie sich stark beteiligt fühlen.	Ihre eigenen Gefühle können Ihre Wahrnehmung beeinträchtigen.	☐ richtig ☐ falsch ☐ nicht ausgeführt
	Bieten Sie, falls Sie das in der Situation für nötig erachten, Unterstützung an.	Die Gefühle des*der Patient*in können den weiteren Verlauf des Gesprächs beeinflussen.	☐ richtig ☐ falsch ☐ nicht ausgeführt
Erwartungen und Ziele klären	Fragen Sie nach den Erwartungen und Befürchtungen für den jetzigen Aufenthalt.	Sie erhalten u. U. wertvolle Hinweise für die weitere Pflegeplanung.	☐ richtig ☐ falsch ☐ nicht ausgeführt
	Fragen Sie nach Zielen, die der*die Patient*in sich selbst gesteckt hat.	Sie erhalten u. U. wertvolle Hinweise für die weitere Pflegeplanung.	☐ richtig ☐ falsch ☐ nicht ausgeführt
	Erkundigen Sie sich nach Dingen, die dringend erledigt werden müssen (Informationen an Bezugspersonen, Verpflichtungen gegenüber Angehörigen, Kindern, Arbeitgeber, der Wohnung, Haustieren usw.).	Der*die Patient*in kann sich auf die aktuelle Situation einlassen.	☐ richtig ☐ falsch ☐ nicht ausgeführt
Gespräch beenden	Fassen Sie die wesentlichen Inhalte des Gesprächs zusammen und geben Sie die Gelegenheit, zu korrigieren oder zu ergänzen.	Der*die Patient*in und Sie vergewissern sich, dass Sie alles richtig verstanden und dokumentiert haben.	☐ richtig ☐ falsch ☐ nicht ausgeführt

HANDLUNGSSCHRITT	BESCHREIBUNG	BEGRÜNDUNG	BEOBACHTUNGEN
Durchführung			
	Weisen Sie darauf hin, dass das Gespräch jetzt zu Ende ist. Erkundigen Sie sich, ob der*die Patient*in noch etwas mitteilen oder fragen will.	Es kann sein, dass noch nicht alles zur Sprache gekommen ist.	☐ richtig ☐ falsch ☐ nicht ausgeführt
	Teilen Sie das weitere Vorgehen mit.	Mit klaren Informationen vermitteln Sie Sicherheit.	☐ richtig ☐ falsch ☐ nicht ausgeführt
	Erkundigen Sie sich, ob Sie im Moment noch etwas für den*die Patient*in tun können.	Mit Kleinigkeiten können Vertrauen gefördert und unnötige Wege gespart werden.	☐ richtig ☐ falsch ☐ nicht ausgeführt
Nachbereitung			
Patient*in nachbereiten	Stellen Sie sicher, dass der*die Patient*in bequem liegt, und stellen Sie das Bett wieder in die Ausgangsposition.		☐ richtig ☐ falsch ☐ nicht ausgeführt
Hände desinfizieren 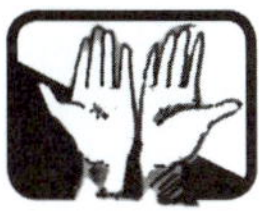	Führen Sie nach Abschluss der Handlung eine korrekte Händedesinfektion durch.	Die Übertragung und Verbreitung von Mikroorganismen werden verhindert.	☐ richtig ☐ falsch ☐ nicht ausgeführt
Präsenzlicht ausschalten	Versichern Sie sich, dass die Glocke für den*die Patient*in in Griffnähe ist, und schalten Sie das Präsenzlicht aus.	Der*die Patient*in kann jederzeit klingeln, wenn sie*er Hilfe braucht, und ein Fehlalarm wird durch das Ausschalten des Präsenzlichtes vermieden.	☐ richtig ☐ falsch ☐ nicht ausgeführt
Beobachtungen und Pflegeintervention dokumentieren	Halten Sie die Pflegeintervention und Ihre Beobachtungen in der Pflegedokumentation fest.	Die Pflegekontinuität wird sichergestellt.	☐ richtig ☐ falsch ☐ nicht ausgeführt

Fokusassessment

Arbeitsauftrag

Training

Führen Sie analog zum Handlungsablauf *Basisassessment* ein *Fokusassessment* durch. Siehe Beispiele im Anhang, Kapitel 7.2.

Auftrag

1. Lesen Sie das bereits bearbeitete oder ein weiteres Fallbeispiel durch.
2. Diskutieren Sie, welche Pflegeschwerpunkte Sie bei diesem Fall, auf Grundlage der bekannten Informationen, gezielt untersuchen würden und wählen Sie ein dazu passendes Fokusassessment aus.
3. Führen Sie dieses Fokusassessment analog zum Arbeitsauftrag Basisassessment durch.

Sozialform

Gruppenarbeit/Simulation

Zeit

30 Minuten

3.2 Pflegeprozess Schritt 2 – Pflegediagnosen

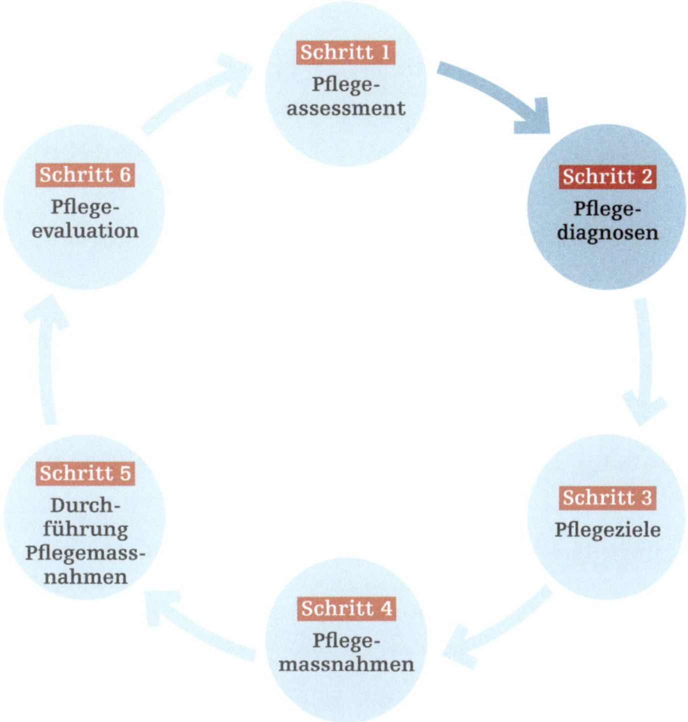

Pflegefachpersonen sind Diagnostizierende und haben den gesetzlichen Auftrag die Pflege zu planen. In Zusammenarbeit mit dem*der Patient*in müssen sie diagnostizierendes und logisches Denken anwenden, um die besten Pflegediagnosen zu bestimmen. **Genaue Pflegediagnosen helfen, passende Pflegemassnahmen anzubieten und positive Ergebnisse bzw. die Pflegeziele zu erreichen.**
Jeder Mensch befindet sich in einem eigenen Lebensprozess und in einer eigenen Lebensphase, dadurch haben auftauchende bzw. vorhandene Gesundheitsprobleme für jeden immer eine individuelle Bedeutung. Daher werden Patient*innen und Bezugspersonen eng in das Assessment und den diagnostischen Prozess miteinbezogen. Die Pflegefachpersonen wollen mit pflegerischem Handeln das Wohlbefinden von Patient*innen erhöhen. Sie berücksichtigen dazu die Mitbestimmung und Autonomie der Menschen und helfen neben der medizinischen Behandlung, die Gesundheit zu fördern, zu schützen und wiederherzustellen.

Auf Basis von Pflegeassessment und klinischer Beurteilung formulieren Pflegefachpersonen Hypothesen oder Erklärungen zu vorhandenen Problemen, Risiken und/oder Möglichkeiten der Gesundheitsförderung. Dabei hilft die Kenntnis zugrundeliegender theoretischer Konzepte der Pflegewissenschaft (z.B. Atmung, Ausscheidung, Hautintegrität, Coping, Schmerz, Trauer), Muster in klinischen Daten zu erkennen oder zutreffende Pflegediagnosen zu stellen (Herdman et al., 2022, S. 90).

Die **Definition einer Pflegediagnose** nach NANDA International (Herdman et al., 2022, S. 209) lautet:

Eine Pflegediagnose ist eine «klinische Beurteilung einer menschlichen Reaktion oder der Neigung zu einer solchen Reaktion auf einen Gesundheitszustand / Lebensprozesse, die eine Person, pflegende Person, Familie, Gruppe oder Gemeinde zeigt. Eine Pflegediagnose bildet die Grundlage zur Auswahl pflegerischer Interventionen, mit denen Outcomes erreicht werden sollen, für die die Pflegefachperson verantwortlich ist (konsentiert auf der neunten NANDA-Konferenz; ergänzt 2009, 2013 und 2019).»

Kurz – die Pflegediagnose beschreibt die «Reaktion» auf einen Gesundheitszustand und / oder einen Lebensprozess. Zudem bedarf das Bestimmen einer Pflegediagnose einer klinischen Beurteilung, also eines pflegerischen Aufwands, dem Pflegeassessment.

Der Begriff «Diagnose» ist neutral und nicht deckungsgleich mit dem Begriff «Problem» (Sauter et al., 2012, S. 364). Die Bewertung und Abbildung einer pflegerischen Situation ist daher nicht als defizitorientiert zu betrachten. Denken Sie zum Beispiel an einen Säugling. Er bedarf Pflege aufgrund seiner Lebensphase (Lebensprozess) bzw. den noch nicht entwickelten Fähigkeiten und ist, innerhalb seiner Lebensspanne, jedoch vollkommen angepasst. Analog gilt dies auch die Menschen im Alter und im hohen Alter.

Pflegediagnosen sollen die Charakteristik einer pflegerischen Situation so präzise und prägnant wie möglich abbilden, damit sich alle, welche sich an der Pflege beteiligen, ein genaues Bild über diese Situation machen können.

Typen von Pflegediagosen – Übersicht

Aktuelle Pflegediagnosen	**Beispiele**
Beschreiben menschliche Reaktionen auf Gesundheitszustände/Lebensprozesse, die bei Individuen, Familien oder Gemeinschaften vorkommen. Sie sind abgestützt auf bestimmende Merkmale, die zu zusammenhängenden Mustern gruppiert sind.	Angst, Beeinträchtigte Bettmobilität, Chronische Schmerzen, Flüssigkeitsdefizit, Mangelernährung, Stressharninkontinenz, Akute Verwirrtheit u. a.
Risikopflegediagnosen	
Beschreiben die erhöhte Anfälligkeit auf ein gesundheitsschädigendes Ereignis und werden gestützt durch Risikofaktoren, welche der*die Patient*in aufweist.	Aspirationsgefahr, Dekubitusgefahr, Infektionsgefahr, Obstipationsgefahr, Sturzgefahr, Blutungsgefahr, Schockgefahr, Suizidgefahr u. a. Auch *Risiko einer* Infektion, *Risiko einer* Blutung (Herdman et al., 2022).
Syndrompflegediagnosen	
Sind Bündelungen einzelner aktueller oder Risiko-Pflegediagnosen. Die Ursache ist hier bereits im Titel enthalten. Sie weisen auf ein komplexes Problem hin, das besonderer Einschätzung und Behandlung bedarf.	Relokationsstresssyndrom, Frailty-Syndrom, Posttraumatisches Syndrom, Gefahr eines Immobilitätssyndroms (à dieses beinhaltet z. B. folgende Pflegediagnosen: Machtlosigkeit, Obstipations-, Thrombose-, Sturzgefahr, Gefahr für: Gewebeschädigung, veränderte Atemfunktion)
Gesundheitsförderungspflegediagnosen	
Beschreiben menschliche Reaktionen auf Grade des Wohlbefindens bei einer Person, einer Familie oder einer Gemeinde, die bereit ist, dieses Wohlbefinden zu verbessern.	Bereitschaft für einen verbesserten Flüssigkeitshaushalt Bereitschaft für eine verbesserte Selbstbestimmung Bereitschaft für einen verbesserten Wochenbettverlauf

Ist eine der obigen Pflegediagnosen durch ungenügende Informationen jedoch nicht gesichert, spricht man von einer Verdachtspflegediagnose:

Verdachtspflegediagnosen	
Werden formuliert, wenn ein Problem vorliegt, aber noch bestimmte Informationen fehlen, um diese Pflegediagnose zu be- oder widerlegen. Sie werden als solches bezeichnet und müssen in der Folge be- oder widerlegt werden, was weiteres Assessment bedarf.	V.a. Diagnosename b/d...; V.a. Rollenüberlastung pflegender Angehöriger (V.a. = Verdacht auf...)

(Brobst et al., 2007, S. 107; Doenges et al., 2014, S. 84; NANDA International, 2010; Aeschlimann et al., 2022; Herdman et al., 2022)

Schritte zur Erstellung einer Pflegediagnose (PDx)

Für die Erstellung einer Pflegediagnose (PDx) geht man gemäss Doenges, Moorhouse und Geissler (2002, S. 59, S. 904) folgendermassen vor:

Pflegediagnostischer Prozess

Pflegeprozess Schritt 1 Pflegeassessment		Pflegeprozess Schritt 2 Pflegediagnose						
Der Pflegediagnostische Prozess								
1>	2>	3>	4>	5>	6>	7>	8>	9>
Informationen sammeln	**Beobachtungen gruppieren**	**Mögliche PDx formulieren**	**Mögliche PDx validieren**	**Nicht zutreffende PDx streichen**	**Evtl. zusätzliche Informationen beschaffen**	**Definitive Liste erstellen**	**PDx im PES- bzw. PR-Format formulieren**	**Aktualität der PDx laufend überprüfen**
Patient*in und Bezugspersonen kennenlernen. Datensammlung gemäss Pflegeassessment	z. B. nach Verhaltensmustern nach Gordon oder nach den ATL*. Was gehört zusammen? Oberbegriffe? Konkret: Analyse, Interpretation und Synthese der Daten führen zu Oberbegriffen. *ATL=Aktivitäten des täglichen Lebens	Mögliche (vermutete, hypothetische) PDx suchen und auf der Diagnoseliste auflisten. So entsteht eine provisorische Liste.	Im PDx-Buch Definition lesen, Ursachen und Merkmale vergleichen. Gegebenenfalls bei dem*der Patient*in rückfragen und weitere Beobachtungen anstellen.	Falls Definition, Merkmale oder Kennzeichen nicht mit Beobachtungen und Aussagen übereinstimmen.	Durch Nachfrage und weitere Beobachtungen und / oder ein Fokusassessment.	Die definitive Liste enthält alle momentan zutreffenden PDx. Diese PDx können priorisiert respektive gewichtet werden.	Zutreffende PDx werden im richtigen Format formuliert – oder aber als Verdachtsdiagnose festgehalten, wenn nicht ausreichend Informationen vorhanden sind. Die Verdachtsdiagnose muss in der Folge be- oder widerlegt werden.	Nötige Veränderungen werden vorgenommen: PDx, die sich erübrigen, werden gestoppt, neue PDx hinzugefügt.

Zum pflegediagnostischen Prozess, dem Vorgehen zur Erstellung und Ermitteln einer Pflegediagnose (PDx), gehören Schritt 1 und Schritt 2 des Pflegeprozesses, also Pflegeassessment und Pflegediagnose.

Bestandteile einer Pflegediagnose

Je nach Typ einer Pflegediagnose besteht die Formulierung der Pflegediagnose aus verschiedenen Bestandteilen, wie dem Pflegediagnosetitel, den Einflussfaktoren (Ursachen), den bestimmenden Merkmalen bzw. Symptomen oder den Risikofaktoren und eventuell assoziierten Bedingungen.

Pflegediagnosetitel (P)

Auf Basis einer pflegerischen Beurteilung, dem Pflegeassessment, ist der Pflegediagnosetitel (P) ein durch die Pflegefachperson bewusst gewählter Name einer Pflegediagnose, welcher durch die Beschreibung von zusätzlichen Spezifizierungen, wie dem Ausmass oder der Intensität sowie einer allenfalls vorhandenen körperlichen Lokalisation, die Charakteristik einer Pflegesituation deutlich macht (Herdman et al., 2022, S. 213).

Angaben zur Definition der Pflegediagnose

In der Fachliteratur oder in der elektronischen Pflegedokumentation ist unter dem Pflegediagnosetitel die Definition der Pflegediagnose aufzufinden. Die Definition einer Pflegediagnose unterstützt die Pflegefachperson die Bedeutung einer Pflegediagnose zu verstehen und eine Pflegediagnose von ähnlichen, anderen Pflegediagnosen klar abzugrenzen. Die Definition liefert klare und präzise Erläuterungen und erklärt den Begriff (Herdman et al., 2022, S. 213).

Einflussfaktoren / Ursachen (E)

Die Einflussfaktoren (E) tragen zur entsprechenden «menschlichen Reaktion» des*der Patient*in bei und sind damit die **Ursachen der gewählten Pflegediagnose.** Durch die Pflegefachperson werden diese Ursachen, entsprechend der Erscheinung bei dem*der Patient*in, beschrieben. Diese Einflussfaktoren **sollten durch eigenständige Pflegemassnahmen beeinflusst werden können** und **die gewählten Pflegemassnahmen auf diese Ursachen abzielen** (Herdman et al, 2022, S. 214).
Aktuelle Pflegediagnosen müssen in der Formulierung solche Einflussfaktoren enthalten. Bei den Gesundheitsförderungspflegediagnosen und bei den Syndrompflegediagnosen bestehen in der Fachliteratur gegensätzliche Angaben (Herdman et al., 2022, S. 214; Doenges et al., 2018, S. 95–97). Nach Herdmann et al. (2022, S. 214) können Gesundheitsförderungspflegediagnosen Einflussfaktoren enthalten, wenn dies dazu beiträgt, die Pflegediagnose zu veranschaulichen (Herdman et al., 2022, S. 214).

Risikopopulationen

Nach Herdman et al. (2022, S. 214) werden Risikopopulationen gesondert aufgeführt, in Doenges et al. (2018) sind diese Faktoren unter den Einflussfaktoren (E) aufzufinden und zu beschreiben. Mit Risikopopulationen werden Gruppen von Personen bezeichnet, welche aufgrund gleicher soziodemographischer Merkmale, Kranken-/Familiengeschichte, Wachstums-/Entwicklungsstufe oder ihrer Exponiertheit gegenüber bestimmten Ereignissen/Erfahrungen gleichermassen dazu neigen, eine bestimmte «menschliche Reaktion» zu entwickeln. Diese Aspekte können durch Pflegemassnahmen nicht beeinflusst werden (Herdman, 2022, S. 214).

Bestimmende Merkmale oder Symptome (S)

Die bestimmenden Merkmale bzw. Symptome (S) einer Pflegediagnose **sind wahrnehmbare Anzeichen,** die bei einer aktuellen Pflegediagnose, bei einer Gesundheitsförderungspflegediagnose oder bei einer Syndrompflegediagnose erscheinen und sich dort entsprechend gruppieren. Dazu gehören nicht nur Phänomene, welche eine Pflegefachperson sehen, sondern alles, was sie dazu mit ihren Sinnen wahrnehmen kann (Herdman et al., 2022, S. 214).

Risikofaktoren (R)

Bei Risikopflegediagnosen werden die entsprechenden Risikofaktoren (R) beschrieben. Das sind Faktoren, welche bei Betroffenen die **Neigung zu einer bestimmten «unerwünschten menschlichen Reaktion» erhöhen.** Bei Risikopflegediagnosen sollten die Risikofaktoren durch eigenständige Pflegemassnahmen beeinflusst werden können und die gewählten Pflegemassnahmen auf diese Risikofaktoren abzielen (Herdman et al., 2022, S. 214).

Assoziierte Bedingungen / sekundär bedingte Faktoren

Assoziierten Bedingungen oder auch sekundär bedingte Faktoren beschreiben in der Pflegediagnose den Einfluss durch medizinische Diagnosen, diagnostische/chirurgische Verfahren, medizinische/chirurgische Geräte oder pharmazeutische Präparate. Diese Bedingungen bzw. Ursachen lassen sich durch eigenständische Pflegemassnahmen nicht beeinflussen (Herdman et al., 2022, S. 214).

Formulierung von Pflegediagnosen

Beachten Sie: Grundsätzlich wird eine Pflegediagnose **kurz, sprachlich lesbar und mit den richtigen Präzisierungen und Spezifizierungen formuliert.** Pflegediagnosen sollen eine informative, übersichtliche und individuelle Kurzbeschreibung der Pflegesituation und den gesamten Bedarf an Pflege der Klient*innen umschreiben (Doenges et al., 2018, S. 98).

Aktuelle Pflegediagnosen werden dreiteilig im **PES-Format** (**P**flegediagnosetitel, **E**influssfaktoren, **S**ymptome/Merkmale) dargestellt.

Risikopflegediagnosen sind mit wenigen Ausnahmen zweiteilig im **PR-Format** (**P**flegediagnosetitel, **R**isikofaktoren) gestaltet und **Gesundheitsförderungspflegediagnosen** (**G**esundheitsförderungspflegediagnosetitel b/d Symptome/Merkmale) werden zweiteilig aufgeführt.

Typen von Pflegediagnosen	Stuktur	Format
Aktuelle Pflegediagnose	dreiteilig	**P E S**
Risikopflegediagnose	zweiteilig	**P R**
Syndrom-Pflegediagnose	einteilig	**P (E)**
Gesundheitsförderungspflegediagnose	zweiteilig	**G (E) S**
Verdachtspflegediagnose	zweiteilig	**P E**

(Doenges et al., 2018, S. 95 u. 97; Herdman et al., 2022, S. 214)

Zwischen den einzelnen Teilen bzw. Elementen werden offizielle Abkürzungen verwendet, wie bedingt durch = **b/d,** sekundär bedingt durch = **s/b/d** und angezeigt durch = **a/d. Spezifizierungen** werden nach dem Pflegediagnosetitel in Klammern gesetzt (Doenges et al., 2018, S. 95 u. 97, S. 104, S. 77; Doenges et al., 2002, S. 906, S. 916). Mit «bedingt durch» und «sekundär bedingt durch» wird zwischen Einflussfaktoren (Ursachen) unterschieden, welche durch die Pflege beeinflusst werden können und solchen welche nicht beeinflussbar sind, wie zum Beispiel medizinische Diagnosen. Solche **nicht beeinflussbaren, sekundär bedingte Ursachen** werden auch als **«assoziierte Bedingungen»** bezeichnet (Herdman et al., 2022, S. 214). In elektronischen Dokumentationssystemen kommen solche Abkürzungen zwischen den einzelnen Elementen einer Pflegediagnose manchmal jedoch nicht vor.

Die Genauigkeit der Pflegediagnosen hat im weiteren Prozess einen grossen Einfluss auf die Auswahl der Pflegemassnahmen. Ein hohes Mass an Genauigkeit ist jedoch nicht immer erreichbar. Im Zusammenhang mit der Diagnose von menschlichen Reaktionen müssen Sie unter Umständen eine gewisse Unsicherheit auch aushalten und akzeptieren können (Lunney, 2007, S. 92).

Das PES – / PR – Format (Doenges et al., 2018, S. 97f, S. 104; Aeschlimann et al., 2022)

Pflegediagnosetitel				Einflussfaktoren / Ursachen				Symptome / Merkmale
	Selbstversorgungs-defizit Sich-Kleiden	(Grad 2)	b/d	Schwäche			a/d	beeinträchtige Fähigkeit, Kleidung aufzunehmen.
	Dekubitus*	(Stadium 1, Schulter re)	b/d	langanhaltenden Druck, beeinträchtigte Mobilität im Bett (Grad 4)	s/b/d	Hemiplegie li (Sept. 19)	a/d	nicht wegdrückbare Rötung, 2cm Durchmesser, Pat. klagt über brennenden SZ.
	Druckschädigung bei einem Erwachsenen*	(Stadium 1, Schulter re)	b/d	Mechanische Dauerbelastung, verminderte physische Mobilität	s/b/d	Erkrankungen des ZNS	a/d	Erythem (2cm), Schmerzen an Druckpunkten.
Beeinträchtigte	Gehfähigkeit	(Grad 3)	b/d	akute Schmerzen	s/b/d	Hüft-TP li (12.01.22)	a/d	Schonhaltung, beeinträchtigte Fähigkeit 10m zu gehen, berichtet von SZ VAS >4.
	Angst*	(mässig)	b/d	ungewohnte Situation, befindet sich in einer situativen Krise			a/d	Weinen, Schlafstörungen, drückt Unsicherheit aus, berichtet über Gedankenblockaden.
	Obstipation		b/d	Dehydratation			a/d	Pat. klagt über Völlegefühl, Abnahme der Stuhlfrequenz (> 4 Tage).
	Frailty-Syndrom im Alter		b/d	verminderte Energie, Erschöpfung, Malnutrition, Sturzangst	s/b/d	Empfindungsstörungen.		
	Bereitschaft für einen verbesserten Wochenbettverlauf						a/d	drückt den Wunsch aus, die Brustpflege zu verbessern.
				Risikofaktoren				
	Risiko eines Sturzes bei Erwachsenen*		b/d	verminderte Muskelkraft in den unteren Extremitäten, Sturzangst, ungewohnte Umgebung				
... diese beschreiben die*den ...					...und / oder...			
Qualifiers / Akuität / Zeitverlauf Bsp.: Akut, chronisch, intermittierend, kontinuierlich, beeinträchtigt, unwirksam, etc.	**Titel**	**Spezifizierung** Grad / Stufe / Ausmass / Intensität / Lokalisation	b/d = bedingt durch	**Primäre Ursache**	s/b/d = sekundär bedingt durch	**Sekundäre Ursache** (durch Pflege nicht beeinflussbare Ursachen)	a/d = angezeigt durch	**Merkmale** objektive und subjektive

***Hinweis:** Je nach Quelle/Fachliteratur und Übersetzungen von Pflegediagnosen und der Hinterlegung in elektronischen Dokumentationssystemen können Unterschiede in der Formulierung und im Aufbau bestehen.

Im Schritt 2 des Pflegediagnostischen Prozesses (Doenges et al., 2018, S. 103; Brobst, 2007, S. 37) wird bei der Formulierung der Pflegediagnosen bezüglich **Grad, Stufe und Intensität** präzisiert.
Der Grad, die Stufe oder die Intensität sollten **immer angegeben** werden beispielsweise bei Pflegediagnosen in Zusammenhang mit einer beeinträchtigten Selbstversorgung, bei den Pflegediagnosen in Zusammenhang mit Mobilität, wie zum Beispiel bei «Beeinträchtigte Gehfähigkeit» oder bei «Beeinträchtigte Mobilität»; weiter bei den Pflegediagnosen «Angst» und «Aktivitätsintoleranz».

Bei verschiedenen Pflegediagnosen werden bei der Ausformulierung **inhaltliche Präzisierungen** bezüglich der Erscheinungsform verlangt bzw. nötig (kursiv hervorgehoben) zum Beispiel: bei «Wissensdefizit *bzgl. Ernährung*», «Unwirksames Rollenverhalten *bzgl. der Rolle als alleinerziehende Mutter*», «Unwirksames Gesundheitsmanagement *bzgl. Neuroleptikaeinnahme*».

Oder dann müssen **Präzisierungen bezüglich der Akuität / des Zeitverlaufs** beschrieben werden, wie akut oder vordringlich der Verlauf eines Problems ist. Er kann beispielsweise *akut, chronisch, intermittierend* oder *kontinuierlich* beschrieben werden. Beispielsweise (kursiv hervorgehoben): «*Chronische* Schmerzen», «*Kontinuierlich* auftretende Verstopfung», «*Intermittierende* Geburtsschmerzen» (Doenges et al., 2018, S. 103).

Pflegediagnosen und Ressourcen

Arbeitsauftrag

Training Bestimmen Sie relevante Pflegediagnosen und die zugehörigen Ressourcen.

Phase 1

Auftrag

1. Identifizieren Sie aufgrund der Informationen aus dem Fallbeispiel und dem Basis- und den Fokusassessments bedeutende Symptome, Einflussfaktoren und Ressourcen.
2. Formulieren Sie daraus drei pflegerelevante hypothetische Pflegediagnosen.

Sozialform Einzelarbeit

Zeit 30 Minuten

Phase 2

Auftrag

1. Vergleichen Sie Ihre Ergebnisse untereinander. Diskutieren Sie unterschiedliche Einschätzungen.
2. Überprüfen Sie die von Ihnen gestellten hypothetischen Pflegediagnosen: Stimmen Sie überein mit den Symptomen und Einflussfaktoren, die im Pflegeassessment erkannt wurden?
3. Einigen Sie sich nun auf drei Pflegediagnosen.

Sozialform Gruppenarbeit

Zeit 30 Minuten

Pflegediagnosen validieren

Arbeitsauftrag

Training

Führen Sie den Handlungsablauf *Pflegediagnosen validieren* durch.

Auftrag

1. Grundlage für das Gespräch sind Ihre Ergebnisse aus den ersten beiden Schritten des Pflegeprozesses, die drei Pflegediagnosen.
2. Organisieren Sie sich in der Gruppe und weisen Sie einander folgende Rollen zu:
   - Pflegefachperson
   - 1 Patient*in (evtl. Schauspieler*in)
   - 1 Beobachter*in
3. Führen Sie das Training gemäss Handlungsablauf durch.
4. Dokumentieren Sie Ihre Beobachtungen.
5. Reflektieren Sie die Simulation und geben Sie einander Feedback anhand folgender Fragen:

   Pflegefachperson
   - Was ist mir gelungen? Wo fühlte ich mich sicher?
   - Wo traten Schwierigkeiten oder Unsicherheiten auf?
   - Welche Erkenntnisse ziehe ich daraus?

   *Patient*in*
   - Wie wurde ich in die Handlung einbezogen?
   - Wurde ich kompetent informiert?
   - Wie habe ich die Pflegefachperson erlebt?
   - Wurde meine Intimsphäre geschützt?
   - Wurden meine Fragen zufriedenstellend beantwortet?

   *Beobachter*in*
   - War die Pflegefachperson gut vorbereitet?
   - War das Vorgehen gemäss dem Handlungsablauf korrekt?
   - Hatte der*die Patient*in Gelegenheit, Fragen zu stellen oder Unsicherheiten zu äussern?
   - Wurde der*die Patient*in laufend informiert?

Sozialform

Gruppenarbeit/Simulation

Zeit

40 Minuten

Handlungsablauf

HANDLUNGSSCHRITT	BESCHREIBUNG	BEGRÜNDUNG	BEOBACHTUNGEN
Vorbereitung			
Pflegedokumentation prüfen	Informieren Sie sich in der Pflegedokumentation über die Verordnungen und den Zustand des*der Patient*in.	Wenn Patient*innen wahrnehmen, dass Sie über die aktuelle Situation informiert sind, wird das Vertrauen und damit der Beziehungsaufbau gefördert.	☐ richtig ☐ falsch ☐ nicht ausgeführt
Material vorbereiten	Bereiten Sie das Material vor: – hypothetische Pflegediagnosen – Schreibmaterial	Die hypothetischen Pflegediagnosen sind die Grundlage des Gesprächs.	☐ richtig ☐ falsch ☐ nicht ausgeführt
Ort festlegen	Wählen Sie einen Ort, an dem Sie sich ungestört mit dem*der Patient*in unterhalten können.	Die Intimsphäre muss gewahrt werden, damit keine vertraulichen Informationen an Unbefugte gelangen und der*die Patient*in sich für das Gespräch öffnen kann.	☐ richtig ☐ falsch ☐ nicht ausgeführt
Präsenzlicht einschalten	Schalten Sie das Präsenzlicht ein.	Das Präsenzlicht markiert im Flur die Anwesenheit einer Pflegefachperson im Zimmer des*der Patient*in. Sie haben so die Möglichkeit, bei einem Notfall Alarm auszulösen.	☐ richtig ☐ falsch ☐ nicht ausgeführt
Arbeitsplatz einrichten	Schliessen Sie alle Fenster und Türen. Schicken Sie Besuch aus dem Zimmer. Installieren Sie gegebenenfalls einen Sichtschutz. Sorgen Sie für ausreichende Beleuchtung.	Zugluft wird vermieden. Die Privatsphäre des*der Patient*in wird gewahrt. Effiziente Arbeitsbedingungen werden geschaffen.	☐ richtig ☐ falsch ☐ nicht ausgeführt
Hände desinfizieren 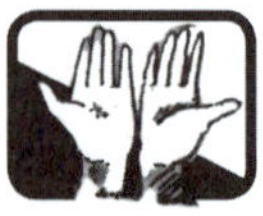	Führen Sie vor dem Kontakt mit dem*der Patient*in eine korrekte Händedesinfektion durch.	Die Übertragung und Verbreitung von Mikroorganismen werden verhindert.	☐ richtig ☐ falsch ☐ nicht ausgeführt

HANDLUNGSSCHRITT	BESCHREIBUNG	BEGRÜNDUNG	BEOBACHTUNGEN
Vorbereitung			
Patient*in vorbereiten	Begrüssen Sie den*die Patient*in und stellen Sie sich, falls noch nicht geschehen, mit Namen und Funktion vor. Fragen Sie den*die Patient*in nach dem Befinden. Erklären Sie den Anlass und die Dauer der bevorstehenden Pflegehandlung. Holen Sie das Einverständnis des*der Patient*in ein. Fragen Sie nach Wünschen.	Der*die Patient*in weiss stets, welche Massnahmen vorgesehen sind. Eine korrekte und verständliche Information fördert die Akzeptanz und das Vertrauen des*der Patient*in. Sie*er fühlt sich respektiert.	☐ richtig ☐ falsch ☐ nicht ausgeführt
Günstige Positionen einnehmen	Sorgen Sie für eine bequeme Sitzposition des*der Patient*in. Positionieren Sie sich selbst in Augenhöhe gegenüber dem*der Patient*in.		☐ richtig ☐ falsch ☐ nicht ausgeführt
Durchführung			
Perspektive ermitteln	Erkundigen Sie sich, wie der*die Patient*in ihre*seine aktuelle und zukünftige Gesundheitssituation einschätzt und welche Schwerpunkte für sie*ihn im Vordergrund stehen. Greifen Sie auf Themen zurück, die bereits im Assessmentgespräch angesprochen wurden.	Der*die Patient*in ist Expert*in für ihre*seine Situation. Sie bekommen einen Einblick in die Perspektive des*der Patient*in.	☐ richtig ☐ falsch ☐ nicht ausgeführt
Eigene Perspektive vermitteln	Falls Sie Ihre Perspektive durch die Äusserungen des*der Patient*in bestätigt sehen, teilen Sie dies mit. Falls nicht, erläutern Sie Ihre Einschätzung.	Es ist von grosser Bedeutung, dass der*die Patient*in Ihre Perspektive nachvollziehen kann, denn Sie verfügen über fachliches Wissen, das dem*der Patient*in zugutekommen kann.	☐ richtig ☐ falsch ☐ nicht ausgeführt

HANDLUNGSSCHRITT	BESCHREIBUNG	BEGRÜNDUNG	BEOBACHTUNGEN
Durchführung			
Eine gemeinsame Wirklichkeit herstellen	Besprechen Sie mit dem*der Patient*in Gemeinsamkeiten und Unterschiede der Einschätzungen.	Mit der gemeinsamen Analyse wird die Grundlage für eine Einigung gelegt.	☐ richtig ☐ falsch ☐ nicht ausgeführt
Pflegediagnosen festlegen	Einigen Sie sich mit dem*der Patient*in darauf, welche Pflegediagnosen weiterverfolgt werden sollen.	Es können nur die Pflegediagnosen bearbeitet werden, die der*die Patient*in für sich selbst als bedeutsam anerkennt.	☐ richtig ☐ falsch ☐ nicht ausgeführt
Pflegeziele bestimmen	Besprechen Sie mit dem*der Patient*in, welche Ziele sie*er für jede Pflegediagnose erreichen will. Beraten Sie bezüglich der Erreichbarkeit der Ziele. Beziehen Sie zielführende Ressourcen mit ein.	Es können nur Ziele verfolgt werden, die für den*die Patient*in relevant sind. Sie können jedoch mit Ihrer fachlichen Kompetenz und Erfahrung unterstützen.	☐ richtig ☐ falsch ☐ nicht ausgeführt
Gespräch führen	Stellen Sie möglichst offene Fragen (z. B. Wie ist …? Wie geht es mit …?). Passen Sie die Fragestellungen nach Bedarf an.	Der*die Patient*in hat die Möglichkeit, das anzusprechen, was ihr*ihm zu einem bestimmten Thema am wichtigsten erscheint. Nicht jede*r Patient*in kann auf offene Fragen antworten. Nicht jedes Thema eignet sich dafür.	☐ richtig ☐ falsch ☐ nicht ausgeführt
	Ergänzen Sie die erhaltenen Informationen, wenn nötig durch gezieltes Nachfragen.	Vielleicht wird nicht jede Frage ausführlich genug beantwortet.	☐ richtig ☐ falsch ☐ nicht ausgeführt
	Fragen Sie nach Ursache oder Herkunft angesprochener Probleme und dem aktuellen Umgang damit.	Es kann der Zusammenhang zur aktuellen Gesundheitssituation und den Ressourcen hergestellt werden.	☐ richtig ☐ falsch ☐ nicht ausgeführt
	Warten Sie immer wieder ab, zeigen Sie Interesse durch die Körperhaltung und den Blickkontakt.	Der*die Patient*in hat Zeit zum Nachdenken, kann je nachdem noch etwas hinzufügen.	☐ richtig ☐ falsch ☐ nicht ausgeführt

HANDLUNGSSCHRITT	BESCHREIBUNG	BEGRÜNDUNG	BEOBACHTUNGEN
Durchführung			
	Halten Sie das Gespräch am Laufen oder nehmen Sie es wieder auf, indem Sie das von Patient*in zuletzt Gesagte wiederholen.	Der*die Patient*in kann den Gedankengang wieder aufnehmen. Sie*er hat die Gelegenheit zu überprüfen, ob Sie richtig verstanden haben, und kann weitere Aspekte äussern.	☐ richtig ☐ falsch ☐ nicht ausgeführt
Mit Emotionen umgehen	Warten Sie ab, hören Sie zu.	Der*die Patient*in hat die Gelegenheit, Gefühle auszudrücken.	☐ richtig ☐ falsch ☐ nicht ausgeführt
	Benennen oder spiegeln Sie Ihre Wahrnehmungen, ohne zu bewerten.	Sie zeigen damit, dass Sie die Gefühle ernst nehmen. Der*die Patient*in hat die Gelegenheit, Ihr Verständnis zu überprüfen.	☐ richtig ☐ falsch ☐ nicht ausgeführt
	Teilen Sie Ihre eigenen Gefühle mit, falls Sie sich stark beteiligt fühlen.	Ihre eigenen Gefühle können Ihre Wahrnehmung beeinträchtigen.	☐ richtig ☐ falsch ☐ nicht ausgeführt
	Bieten Sie, falls Sie das in der Situation für nötig erachten, Unterstützung an.	Die Gefühle des*der Patient*in können den weiteren Verlauf des Gesprächs beeinflussen.	☐ richtig ☐ falsch ☐ nicht ausgeführt
Gespräch beenden	Fassen Sie die wesentlichen Inhalte des Gesprächs zusammen und geben Sie die Gelegenheit, zu korrigieren oder zu ergänzen.	Der*die Patient*in und Sie vergewissern sich, dass gegenseitig alles richtig verstanden wurde.	☐ richtig ☐ falsch ☐ nicht ausgeführt
	Weisen Sie darauf hin, dass das Gespräch jetzt zu Ende ist. Erkundigen Sie sich, ob der*die Patient*in noch etwas mitteilen oder fragen will.	Es kann sein, dass noch nicht alles zur Sprache gekommen ist.	☐ richtig ☐ falsch ☐ nicht ausgeführt
	Teilen Sie das weitere Vorgehen mit.	Mit klaren Informationen vermitteln Sie Sicherheit.	☐ richtig ☐ falsch ☐ nicht ausgeführt

HANDLUNGSSCHRITT	BESCHREIBUNG	BEGRÜNDUNG	BEOBACHTUNGEN
Durchführung			
	Erkundigen Sie sich, ob Sie im Moment noch etwas für den*die Patient*in tun können.	Mit Kleinigkeiten können Vertrauen gefördert und unnötige Wege gespart werden.	☐ richtig ☐ falsch ☐ nicht ausgeführt
Nachbereitung			
Patient*in nachbereiten	Stellen Sie sicher, dass der*die Patient*in bequem liegt, und stellen Sie das Bett wieder in die Ausgangsposition.		☐ richtig ☐ falsch ☐ nicht ausgeführt
Hände desinfizieren 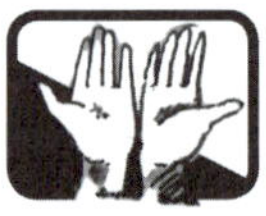	Führen Sie nach Abschluss der Handlung eine korrekte Händedesinfektion durch.	Die Übertragung und Verbreitung von Mikroorganismen werden verhindert.	☐ richtig ☐ falsch ☐ nicht ausgeführt
Präsenzlicht ausschalten	Versichern Sie sich, dass die Glocke für den*die Patient*in in Griffnähe ist, und schalten Sie das Präsenzlicht aus.	Der*die Patient*in kann jederzeit klingeln, wenn sie*er Hilfe braucht, und ein Fehlalarm wird durch das Ausschalten des Präsenzlichtes vermieden.	☐ richtig ☐ falsch ☐ nicht ausgeführt
Beobachtungen und Pflegeintervention dokumentieren	Halten Sie die Pflegeintervention und Ihre Beobachtungen in der Pflegedokumentation fest. Dokumentieren Sie die festgelegten Pflegediagnosen im «Individuellen Pflegeplan» (siehe Anhang S. 112).	Die Pflegekontinuität wird sichergestellt.	☐ richtig ☐ falsch ☐ nicht ausgeführt

3.3 Pflegeprozess Schritt 3 – Pflegeziele

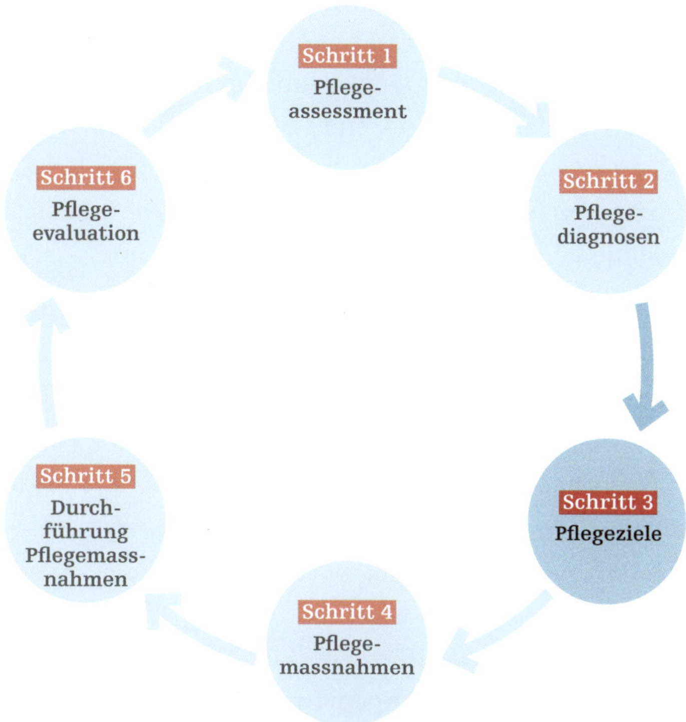

Mit dem Bestimmen von Pflegezielen beginnt nun die eigentliche Pflegeplanung. **Der Begriff «Pflegeplanung» bezeichnet das Festlegen der Pflegeziele und der Pflegemassnahmen.**

Während die Pflegediagnosen den «gegebenen» Zustand (Ist-Zustand) darstellen, beschreiben Pflegeziele den «angestrebten» (Soll-Zustand) und nach erfolgten Pflegemassnamen zeigen die Ergebnisse schliesslich den «erreichten» Zustand (Abderhalden et al., 2011, S. 396). Pflegeziele bilden daher die Grundlage für die Pflegeevaluation (Soll-Ist-Vergleich), im letzten bzw. sechsten Schritt des Pflegeprozesses (Heering, 2006, S. 35).

Eine gute Pflegeplanung verlangt präzis formulierte Pflegeziele. Dabei werden Pflegeziele grundsätzlich immer positiv und aus Perspektive des*der Patient*in formuliert, d.h. **in der Pflegezielformulierung ist die*der Pflegeempfänger*in die genannte Person.** Zudem werden beim Erstellen der Pflegeziele die individuellen Umstände (wie z.B. Alter, Bildung, kulturelle Einflüsse, familiäres Umfeld, Lebensumstände und soziale Bedingungen) und auch die Möglichkeiten der versorgenden Institution berücksichtigt (Wilkinson, 2012, S. 296; Brobst et al., 2007, S. 134).

Weiter sollen Pflegeziele messbar und individuell auf den*die Patient*in abgestimmt sein. Sie werden deshalb und wenn immer möglich zusammen mit dem*der Patient*in, den Angehörigen und dem Behandlungsteam festgelegt. Der Miteinbezug des*der Patient*in beim Bestimmen der Pflegeziele, wie auch bei den anderen Aspekten des Pflegeprozesses, motiviert den*die Patient*in und führt zu realistischeren Pflegezielen bzw. realistischer Pflegeplanung und besserer Akzeptanz der Pflegeangebote.

Abgeleitet werden die Pflegeziele von den Pflegediagnosen, daher ist es sinnvoll beim Erstellen von Pflegezielen **den idealtypischen Zusammenhang zur Pflegediagnose zu beachten** und zu verstehen (Brobst et al, 2007, S. 135, S. 139). Das bedeutet, dass von den beschriebenen subjektiven und objektiven Merkmalen/Symptome einer Pflegediagnose her, das gewünschte Ziel abgeleitet werden kann. Die in der Pflegediagnose beschriebenen Einflussfaktoren bzw. Ursachen oder Risikofaktoren unterstützen die Pflegefachperson, passende Pflegemassnahmen zu bestimmen und auszuwählen.

Dabei **nehmen Pflegeziele inhaltlich Bezug auf folgende Aspekte** des*der Patient*in:

- einen bestimmten **Zustand** (z. B. «äussert erträgliche Schmerzen», «hat Gleichgewicht beim Stehen»)
- ein bestimmtes **Verhalten** (z. B. «kann über seine Angst reden»)
- einen **messbaren Befund** (z. B. «trinkt 2000 ml Flüssigkeit pro 24 Stunden»)
- ein bestimmtes **Wissen** (z. B. «weiss was sie/er bei Unterzuckerung tun muss»)
- ein bestimmtes **Können** (z. B. «kann fünf Treppenstufen steigen»)
- einen **Entwicklungsprozess** (z. B. «gelangt zu einer Entscheidung hinsichtlich der Aufnahme in ein Pflegeheim»).

Nehmen wir ein dazu einfaches Beispiel einer Pflegediagnose (Aeschlimann et al., 2022):
Druckschädigung beim Erwachsenen / Dekubitus (Grad 1, sakral) b/d eingeschränkte Bettmobilität (Grad 4) s/b/d Hüft-TP bds. (OP 05.11.17) a/d nicht wegdrückbare Rötung 4 cm.

Der inhaltliche Aspekt dieser Pflegediagnose ist ein bestimmter (unerwünschter) «Zustand», nämlich ein nicht intakter Hautzustand. In der Zielformulierung sollte dazu inhaltlich wieder Bezug genommen werden und in der Folge ein intakter (gewünschter) Hautzustand in der Zielformulierung Erwähnung finden.
Einerseits können Pflegeziele vom zeitlichen Aspekt her unterschieden werden. So unterscheidet sich ein **Nahziel,** welches in Stunden und in Tagen erreichbar sein kann, von einem **Fernziel,** welches in Wochen oder Monaten erreichbar ist. Und andererseits unterscheiden sich Pflegeziele dadurch, wohin das Ziel führen soll. So wird zwischen einem **Erhaltungs-**, einem **Rehabilitations-** und einem **Bewältigungsziel** unterschieden (Budnik, 2009, S. 78).

Formulierung eines Pflegeziels

Für die korrekte Formulierung eines Pflegeziels werden vier Merkmale berücksichtigt bzw. in die Zielformulierung integriert (Brobst et al., 2007, S. 134; Stefan et al., 2006, S. 192):

- **Verhalten oder Zustand,** an denen sich zeigt, dass der*die Patient*in das Ziel erreicht hat,
- **Zeitpunkt,** wann das Ziel erreicht sein sollte,
- **Bedingungen,** unter denen Ziel eintreten sollte (z. B. mit Unterstützung, selbständig),
- **Mess- respektive Beurteilungskriterien** zum Verhalten (z. B. wie viel, wie lange, wie weit genau).

Dabei ist in der Formulierung die Reihenfolge dieser Aspekte nicht von Relevanz.

Beispiele von Pflegezielen

Wer	Verhalten	Zeitpunkt	Bedingung	Mess- respektive Beurteilungskriterium
Frau P.	spricht	bis Ende Woche	mit ihrem Ehemann	über ihre Ängste.
Herr F.	geht	bis zum 25.08.2028	ohne Krücken	10 m im Gang.
Frau L.	nennt	nach dem Beratungsgespräch	über gesunde Lebensführung	5 Möglichkeiten sich sportlich zu betätigen.
Herr E.	kann	bis am Freitag, 15. August	selbständig und korrekt	sein Inhaliergerät bedienen.
Herr G.	zeigt	innerhalb von 72 Stunden	unter der aktuellen Wundtherapie	eine Tendenz zur Wundheilung.
Frau E.	bleibt	während des Klinikaufenthalts		sturzfrei.

Beispiele Pflegezielformulierungen (Stefan et al., 2006, S. 192; Aeschlimann et al., 2022)

Ziel-Kriterien

Anhand bestimmter Kriterien lässt sich überprüfen, ob die Formulierung der Pflegeziele den Anforderungen genügt. Die **SMART-Regel** und die **Rumba-Regel umfassen** solche Kriterien, sie bezeichnen sinngemäss das Gleiche. Einzelne Kriterien lassen sich direkt im formulierten Pflegeziel erkennen, andere müssen zusammen mit dem*der Patient*in und seiner Situation überprüft werden.

SMART- und RUMBA-Regel

SMART-Regel

Die SMART-Regel stellt folgende Anforderungen an Pflegeziele:

S	M	A	R	T
spezifisch, präzise	messbar	akzeptierbar	realistisch	terminiert

RUMBA-Regel

Bei der RUMBA-Regel müssen Pflegeziele folgende Eigenschaften haben:

R	U	M	B	A
relevant für Patient*in und dieses Problem	unmissverständlich	messbar	beobachtbar (Verhalten)	angemessen (erreichbar)

Die RUMBA-Regel nimmt das Kriterium beobachtbares «Verhalten» und damit einen Aspekt aus der Definition der Pflegediagnose auf (Heering, 2006, S. 36; Brobst et al., 2007, S. 217, Stefan et al., 2006, S. 191).

Pflegeziele formulieren

Arbeitsauftrag

Training

Formulieren Sie in korrekter Fachsprache *Pflegeziele für validierte Pflegediagnosen.*

Auftrag

1. Orientieren Sie sich am Fallbeispiel und an den Zielen, die Sie im Gespräch «Pflegediagnosen validieren» abgesprochen haben.
2. Bestimmen Sie die Pflegeziele zu den dokumentierten Pflegediagnosen.
3. Einigen Sie sich über die korrekte Formulierung dieser Ziele.
4. Dokumentieren Sie diese im individuellen Pflegeplan.

Sozialform

Gruppenarbeit

Zeit

30 Minuten

3.4 Pflegeprozess Schritt 4 – Pflegemassnahmen

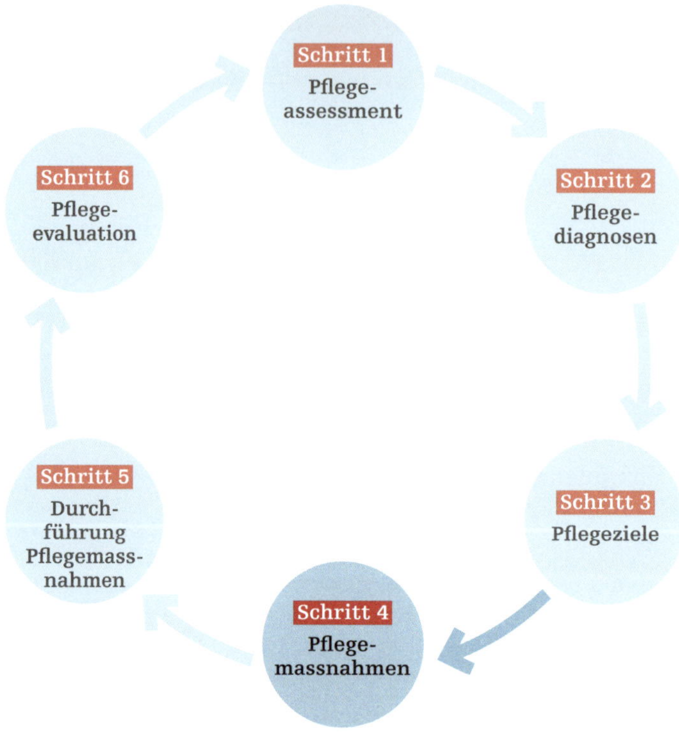

Eine Pflegeintervention ist jede Behandlung, die auf klinischem Urteil und Wissen beruht und die eine Pflegefachperson durchführt, um Patientenergebnisse zu verbessern. Pflegeinterventionen werden auch als Pflegehandlungen, Pflegeaktivitäten, Pflegemassnahmen und Pflegestrategien bezeichnet.» (Wilkinson, 2012, S. 340)

In diesem Heft verwenden wir den Begriff «Pflegemassnahmen». Aber die Begriffe «Massnahmen» und «Interventionen» sind, bezogen auf die pflegerisch-medizinische Praxis, synonym und werden gleichwertig nebeneinander verwendet. Wie bei den anderen Schritten des Pflegeprozesses ist auf eine sehr genaue Formulierung zu achten. Geplante Pflegemassnahmen werden von anderen Pflegefachpersonen übernommen und müssen daher so präzise und verständlich formuliert sein, **dass keine Verwechslung oder falsche Interpretation möglich ist.** So ist die Anordnung «Körperlage verändern» zu vage, weil sie auf verschiedene Arten interpretiert werden kann und einer anderen Pflegefachperson nicht eindeutig mitteilt, was sie genau tun soll (Brobst et al., 2007, S. 140).
Bei der Planung und Durchführung sollte die Pflegefachperson jede einzelne **Pflegemassnahme fachlich begründen können.** Begründungen zu formulieren und zu verstehen, fördert das kritische Denken, und vor allem hilft es Fehler zu vermeiden (Brobst et al., 2007, S. 163). Die Pflegefachperson sollte nicht nur die erwartete Wirkung jeder Pflegemassnahme kennen, sondern auch deren mögliche Nebenwirkungen (Stefan et al., 2006, S. 201).

Die Pflegemassnahmen leiten sich aus dem Assessment, der Diagnostik und den geplanten Zielen ab. Sie müssen realistisch und nachvollziehbar sein. Wie bereits bei der Formulierung von Pflegezielen beschrieben, ist es auch bei der Bestimmung der Pflegemassnahmen sinnvoll, **den idealtypischen Zusammenhang zur Pflegediagnose** zu beachten und zu verstehen (Brobst et al., 2007, S. 139). Die in der Pflegediagnose beschrieben **Einflussfaktoren, Ursachen oder Risikofaktoren** unterstützen die Pflegefachperson, passende und korrekte Pflegemassnahmen zu bestimmen. An diesen setzen die Pflegemassnahmen an. Nehmen wir ein dazu bereits erwähntes Beispiel einer Pflegediagnose:

Druckschädigung beim Erwachsenen / Dekubitus (Grad 1, sakral) b/d eingeschränkte Bettmobilität (Grad 4) s/b/d Hüft-TP bds. (OP 05.11.17) a/d nicht wegdrückbare Rötung 4 cm.

Die in der Pflegediagnose beschriebenen Einflussfaktoren, Ursachen oder Risikofaktoren sollten mit den gewählten Pflegemassnahmen beeinflusst werden können. Im obigen Beispiel übernimmt die Pflegefachperson eine Funktion, welche der*die Patient*in im Moment nicht selbst durchführen kann, Die Pflegefachperson kompensiert die «eingeschränkte Bettmobilität (Grad 4)» zum Beispiel durch regelmässiges Positionieren (Aeschlimann et al., 2022).

Formulierung einer Pflegemassnahme

Pflegemassnahmen lassen sich nach der **6-W-Regel** formulieren (Heering, 2006 zit. In Brobst et al., 2007, S. 219). Wer macht was, wann, wie oft, womit und wie? Dabei ist die Reihenfolge der W-Fragen nicht zwingend. Die Pflegemassnahmen werden aus Perspektive der Pflegefachperson und als **klarer pflegerischer Auftrag** formuliert, d. h. bei der der Beschreibung von Pflegemassnahmen ist in der Regel die Pflegefachperson genannter Adressat bzw. beschriebene Person.

6-W-Regel zur Formulierung von Pflegemassnahmen

Wer?	Wer soll es ausführen?	Angaben der auszuführenden Person (Diplomierte Pflegende, FaGe, Bezugsperson, Angehörige)
Was?	Was ist zu tun?	Genaue Angabe der durchzuführenden Pflegemassnahmen
Wann?	Wann ist es zu tun?	Angaben zur Uhrzeit und Tageszeit
Wie viel? **Wie oft?**	Wie viel ist zu tun? Wie oft ist es zu tun?	Angaben der Häufigkeit pro Tag/Stunde, Angaben zur Menge/Dauer
Womit?	Womit ist es zu tun?	Angaben der nötigen Hilfsmittel/Produkte
Wie?	Wie ist es durchzuführen?	Genaue Hinweise zum Vorgehen

Beispiele zu Formulierung von Pflegemassnahmen

Wer?	**Was?**	**Wann?**	**Wie oft?**	**Womit?**	**Wie?**
Pflegefachperson	erklärt Frau X. korrektes Inhalieren	am 21. und 22.7.	zweimal	mit der Standardmedikation und dem Pari-Gerät	Patientin sitzt am Bettrand
Dipl. Pflegefachperson	spült den PVK	um 10:00 Uhr	einmal täglich	mit einer Heparindosis von 10 IE	intravenös
Bezugspflegefachperson	vereinbart mit den Bezugspersonen einen Gesprächstermin über die Nachbetreuung	am 25. Juli	einmalig, für 30 Minuten	telefonisch	für die kommende Woche
FaGe	positioniert Herr Y	bis Ende Woche	alle 2 Stunden	mit Lagerungskissen	gemäss Plan im Zimmer

(Aeschlimann et al., 2022)

Sehr oft sind Pflegemassnahmen als **wiederkehrende Intervention** beschrieben (z.B. der tägliche Verbandwechsel oder regelmässige Abgaben). Pflegemassnahmen können jedoch auch in einer **chronologischen Abfolge,** in einem schrittweisen Vorgehen und mit terminierten Daten geplant werden. Denken Sie hier beispielsweise an eine Schulung von Patient*innen, nötige Besprechungen oder die Organisation von Austritten.

Pflegemassnahmen formulieren

Arbeitsauftrag

Training

Formulieren Sie in korrekter Fachsprache *Pflegemassnahmen nach der 6-W-Regel zu den Pflegediagnosen und den Pflegezielen.*

Auftrag

1. Orientieren Sie sich am Fallbeispiel, an den Pflegediagnosen und den Pflegezielen, die Sie im individuellen Pflegeplan dokumentiert haben.
2. Diskutieren Sie und einigen Sie sich auf jene Pflegemassnahmen, die am besten geeignet sind, um die gesetzten Pflegeziele zu erreichen.
3. Formulieren Sie diese verbindlich und nachvollziehbar (6-W-Regeln).
4. Beachten Sie allfällige Ressourcen und beschreiben Sie diese entsprechend.
5. Dokumentieren Sie diese im individuellen Pflegeplan.

Sozialform

Gruppenarbeit

Zeit

30 Minuten

Pflegeplanung besprechen

Arbeitsauftrag

Training

Führen Sie den Handlungsablauf *Pflegeplanung besprechen* durch.

Auftrag

1. Orientieren Sie sich am Fallbeispiel und an den bereits durchgeführten Schritten des Pflegeprozesses.
2. Organisieren Sie sich in der Gruppe und weisen Sie einander folgende Rollen zu:
   - 1 Pflegefachperson
   - 1 Patient*in (evtl. Schauspieler*in)
   - 1 Beobachter*in
3. Führen Sie das Training gemäss Handlungsablauf durch.
4. Dokumentieren Sie Ihre Beobachtungen.
5. Reflektieren Sie die Simulation und geben Sie einander Feedback anhand folgender Fragen:

   Pflegefachperson
   - Was ist mir gelungen? Wo fühlte ich mich sicher?
   - Wo traten Schwierigkeiten oder Unsicherheiten auf?
   - Welche Erkenntnisse ziehe ich daraus?

   *Patient*in*
   - Wie wurde ich in die Handlung einbezogen?
   - Wurde ich kompetent informiert?
   - Wie habe ich die Pflegefachperson erlebt?
   - Wurde meine Intimsphäre geschützt?
   - Wurden meine Fragen zufriedenstellend beantwortet?

   *Beobachter*in*
   - War die Pflegefachperson gut vorbereitet?
   - War das Vorgehen gemäss dem Handlungsablauf korrekt?
   - Wurden die Prinzipien der Asepsis und Antisepsis eingehalten?
   - Hatte die der*die Patient*in Gelegenheit, Fragen zu stellen oder Unsicherheiten zu äussern?
   - Wurde der*die Patient*in laufend informiert?

Sozialform

Gruppenarbeit/Simulation

Zeit

30 Minuten

Handlungsablauf

HANDLUNGSSCHRITT	BESCHREIBUNG	BEGRÜNDUNG	BEOBACHTUNGEN
Vorbereitung			
Pflegedokumentation prüfen	Informieren Sie sich in der Pflegedokumentation über die Verordnungen und den Zustand des*der Patient*in.	Wenn Patient*innen wahrnehmen, dass Sie über die aktuelle Situation informiert sind, wird das Vertrauen und damit der Beziehungsaufbau gefördert.	☐ richtig ☐ falsch ☐ nicht ausgeführt
Material vorbereiten	Bereiten Sie das Material vor: – individueller Pflegeplan	Der individuelle Pflegeplan ist die Grundlage für das Gespräch.	☐ richtig ☐ falsch ☐ nicht ausgeführt
Ort festlegen	Wählen Sie einen Ort, an dem Sie sich ungestört unterhalten können.	Die Intimsphäre muss gewahrt werden, damit keine vertraulichen Informationen an Unbefugte gelangen und der*die Patient*in sich für das Gespräch öffnen kann.	☐ richtig ☐ falsch ☐ nicht ausgeführt
Präsenzlicht einschalten	Schalten Sie das Präsenzlicht ein.	Das Präsenzlicht markiert im Flur die Anwesenheit einer Pflegefachperson im Zimmer des*der Patient*in. Sie haben so die Möglichkeit, bei einem Notfall Alarm auszulösen.	☐ richtig ☐ falsch ☐ nicht ausgeführt
Arbeitsplatz einrichten	Schliessen Sie alle Fenster und Türen. Schicken Sie Besuch aus dem Zimmer. Installieren Sie gegebenenfalls einen Sichtschutz. Sorgen Sie für ausreichende Beleuchtung.	Zugluft wird vermieden. Die Privatsphäre des*der Patient*in wird gewahrt. Effiziente Arbeitsbedingungen werden geschaffen.	☐ richtig ☐ falsch ☐ nicht ausgeführt
Hände desinfizieren 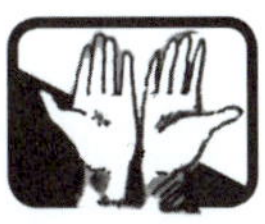	Führen Sie vor dem Kontakt mit dem*der Patient*in eine korrekte Händedesinfektion durch.	Die Übertragung und Verbreitung von Mikroorganismen werden verhindert.	☐ richtig ☐ falsch ☐ nicht ausgeführt

HANDLUNGSSCHRITT	BESCHREIBUNG	BEGRÜNDUNG	BEOBACHTUNGEN
Vorbereitung			
Patient*in vorbereiten	Begrüssen Sie die*den Patient*in und stellen Sie sich, falls noch nicht geschehen, mit Namen und Funktion vor. Fragen Sie den*die Patient*in nach dem Befinden. Erklären Sie den Anlass und die Dauer der bevorstehenden Pflegehandlung. Holen Sie das Einverständnis des*der Patient*in ein. Fragen Sie nach Wünschen.	Der*die Patient*in weiss stets, welche Massnahmen an ihr*ihm vorgesehen sind. Eine korrekte und verständliche Information fördert die Akzeptanz und das Vertrauen des*der Patient*in. Sie*er fühlt sich respektiert.	☐ richtig ☐ falsch ☐ nicht ausgeführt
Günstige Positionen einnehmen	Sorgen Sie für eine bequeme Sitzposition des*der Patient*in. Positionieren Sie sich selbst in Augenhöhe gegenüber dem*der Patient*in.		☐ richtig ☐ falsch ☐ nicht ausgeführt
Durchführung			
Pflegeplan vorstellen	Stellen Sie dem*der Patient*in den Pflegeplan Schritt für Schritt vor. Weisen Sie darauf hin, dass dies das Ergebnis der vorhergehenden Gespräche ist.	Der*die Patient*in erfährt, was die Pflegefachpersonen aufgrund der erhaltenen Informationen geplant haben.	☐ richtig ☐ falsch ☐ nicht ausgeführt
	Legen Sie den Schwerpunkt auf die Erläuterung der Ziele und der Pflegeinterventionen.	Auf die Pflegediagnosen haben Sie sich mit dem*der Patient*in bereits im letzten Gespräch geeinigt.	☐ richtig ☐ falsch ☐ nicht ausgeführt
Verständnis sicherstellen	Geben Sie dem*der Patient*in die Gelegenheit, Fragen zu stellen. Fragen Sie nach, ob sie*er alle Fachbegriffe verstanden hat oder ob Sie etwas genauer erklären sollen.	Der*die Patient*in entscheidet selbst über ihre/seine Behandlung. Dazu muss sie*er Sie verstanden haben.	☐ richtig ☐ falsch ☐ nicht ausgeführt

HANDLUNGSSCHRITT	BESCHREIBUNG	BEGRÜNDUNG	BEOBACHTUNGEN
Durchführung			
Stellungnahme einholen	Fragen Sie den*die Patient*in, was sie*er von der Planung hält. Nehmen Sie Änderungsvorschläge auf und überprüfen Sie, ob diese durchführbar und sinnvoll sind.	Der*die Patient*in entscheidet selbst über ihre/seine Behandlung. Diese sollte aber fachlich korrekt und durchführbar sein.	☐ richtig ☐ falsch ☐ nicht ausgeführt
Pflegeplan festlegen	Einigen Sie sich mit dem*der Patient*in auf die gültige Pflegeplanung.	Es kann nur jene Pflege durchgeführt werden, für welche der*die Patient*in die Einwilligung gibt.	☐ richtig ☐ falsch ☐ nicht ausgeführt
Gespräch beenden	Fassen Sie die wesentlichen Inhalte des Gesprächs zusammen und geben Sie die Gelegenheit, zu korrigieren oder zu ergänzen.	Der*die Patient*in und Sie vergewissern sich, dass gegenseitig alles richtig verstanden wurde.	☐ richtig ☐ falsch ☐ nicht ausgeführt
	Weisen Sie darauf hin, dass das Gespräch jetzt zu Ende ist. Erkundigen Sie sich, ob der*die Patient*in noch etwas mitteilen oder fragen will.	Es kann sein, dass noch nicht alles zur Sprache gekommen ist.	☐ richtig ☐ falsch ☐ nicht ausgeführt
	Teilen Sie das weitere Vorgehen mit.	Mit klaren Informationen vermitteln Sie Sicherheit.	☐ richtig ☐ falsch ☐ nicht ausgeführt
	Erkundigen Sie sich, ob Sie im Moment noch etwas für den*die Patient*in tun können.	Mit Kleinigkeiten können Vertrauen gefördert und unnötige Wege gespart werden.	☐ richtig ☐ falsch ☐ nicht ausgeführt
Nachbereitung			
Patient*in nachbereiten	Stellen Sie sicher, dass der*die Patient*in bequem liegt und stellen Sie das Bett wieder in die Ausgangsposition.		☐ richtig ☐ falsch ☐ nicht ausgeführt

HANDLUNGSSCHRITT	BESCHREIBUNG	BEGRÜNDUNG	BEOBACHTUNGEN
Nachbereitung			
Hände desinfizieren 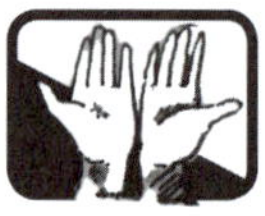	Führen Sie nach Abschluss der Handlung eine korrekte Händedesinfektion durch.	Die Übertragung und Verbreitung von Mikroorganismen werden verhindert.	☐ richtig ☐ falsch ☐ nicht ausgeführt
Präsenzlicht ausschalten	Versichern Sie sich, dass die Glocke für den*die Patient*in in Griffnähe ist, und schalten Sie das Präsenzlicht aus.	Der*die Patient*in kann jederzeit klingeln, wenn sie*er Hilfe braucht, und ein Fehlalarm wird durch das Ausschalten des Präsenzlichtes vermieden.	☐ richtig ☐ falsch ☐ nicht ausgeführt
Beobachtungen und Pflegeintervention dokumentieren	Dokumentieren Sie die Änderungen gegebenenfalls im individuellen Pflegeplan.	Die Pflegekontinuität wird sichergestellt.	☐ richtig ☐ falsch ☐ nicht ausgeführt

3.5 Pflegeprozess Schritt 5 – Pflegemassnahmen durchführen

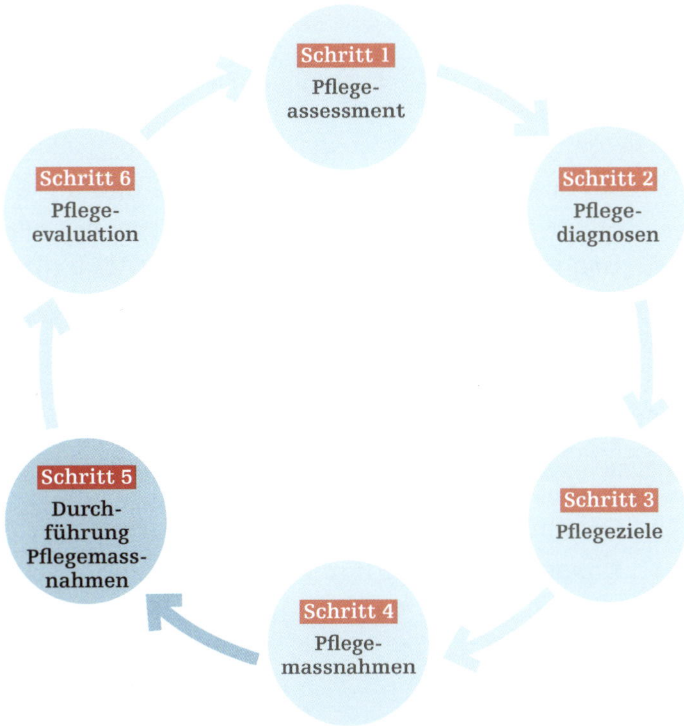

Im Schritt 5 des Pflegeprozesses führt die Pflegefachperson nun diejenigen Pflegemassnahmen aus, die zur Realisierung der Pflegeziele notwendig sind. «Ganz grob zusammengefasst, könnte man die drei Hauptaktivitäten dieser Phase mit Ausführen, Delegieren und Dokumentieren benennen» (Wilkinson, 2012, S. 378). Bei der Durchführung der Pflegemassnahmen ist es zentral, dass die Pflegefachperson, jede ihrer **Massnahmen fachlich begründen** kann (Brobst et al., 2007) und die **Reaktionen des*der Patient*in erfasst** (Stefan et al., 2006, S. 210).

Pflegemassnahme durchführen

Arbeitsauftrag

Training

Führen Sie eine Pflegemassnahme durch.

Auftrag

1. Orientieren Sie sich am Fallbeispiel und an den mit diesem Fallbeispiel bereits vorher durchgeführten Schritten des Pflegeprozesses.
   Wählen Sie eine Pflegemassnahme aus dem individuellen Pflegeplan aus.
2. Organisieren Sie sich in der Gruppe und weisen Sie einander folgende Rollen zu:
   - 1 Pflegefachperson
   - 1 Patient*in (evtl. Schauspieler*in)
   - 1 Beobachter*in
3. Führen Sie eine Pflegemassnahme durch.
4. Dokumentieren Sie Ihre Beobachtungen.
5. Reflektieren Sie die Simulation und geben Sie Feedback anhand folgender Fragen:
   Pflegefachperson
   - Was ist mir gelungen? Wo fühlte ich mich sicher?
   - Wo traten Schwierigkeiten oder Unsicherheiten auf?
   - Welche Erkenntnisse ziehe ich daraus?

   *Patient*in*
   - Wie wurde ich in die Handlung einbezogen?
   - Wurde ich kompetent informiert?
   - Wie habe ich die Pflegefachperson erlebt?
   - Wurde meine Intimsphäre geschützt?
   - Wurden meine Fragen zufriedenstellend beantwortet?

   *Beobachter*in*
   - War die Pflegefachperson gut vorbereitet?
   - Wurden die Prinzipien der Asepsis und Antisepsis eingehalten?
   - Hatte die der*die Patient*in Gelegenheit, Fragen zu stellen oder Unsicherheiten zu äussern?
   - Wurde der*die Patient*in laufend informiert?

Sozialform

Gruppenarbeit/Simulation

Zeit

30 Minuten

3.6 Pflegeprozess Schritt 6 – Pflegemassnahmen evaluieren

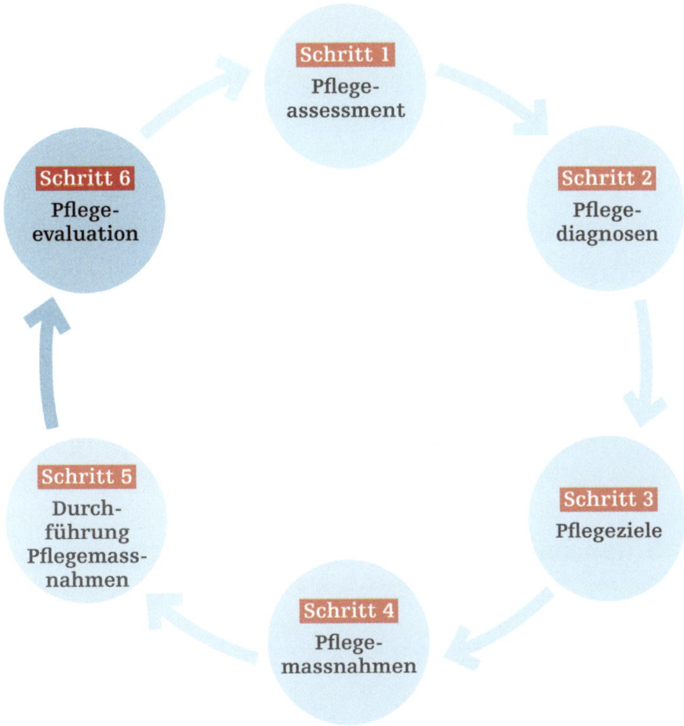

Zum Abschluss des Zyklus wird die **Wirkung der Pflege beurteilt.** Dafür wird untersucht, wie sich der Fortschritt des*der Patient*in zu den festgelegten Zielen verhält. Die Pflegeziele, die zusammen mit dem*der Patient*in im Schritt 3 formuliert wurden, bilden die Basis für die Auswertung der Pflege, die Pflegeevaluation, welche ihrerseits aus den folgenden Schritten besteht (Brobst et al., 2007):

- Sammlung von Informationen über den erreichten Zustand,
- Vergleich der Ergebnisse der Neueinschätzung mit den erwarteten Ergebnissen (**Ist-Soll-Vergleich**),
- Bestimmen der Faktoren, welche das Erreichen des Ziels behindern oder allenfalls begünstigen
- Schriftliche Evaluation
- Anpassung des Pflegeplans

Die Pflegeevaluation findet fortlaufend und/oder rückblickend statt. «Die **fortlaufende Pflegeevaluation** findet statt, währenddem der Patient (sic) noch gepflegt wird. Anhand der im Pflegeplan festgelegten Kriterien wird der Zustand des Patienten (sic) fortlaufend evaluiert, bis er die erwarteten Ziele erreicht» (Brobst et al., 2007, S. 201).

Pflegeevaluation

Arbeitsauftrag

Training

Evaluieren Sie die *Wirkung der Pflegemassnahme* und formulieren Sie das erreichte Pflegeergebnis.

Auftrag

1. Orientieren Sie sich am Fallbeispiel und an den mit diesem Fallbeispiel bereits durchgeführten Schritten des Pflegeprozesses.
2. Diskutieren Sie die beobachtete Wirkung zwischen Pflegeziel, Pflegediagnose und Pflegemassnahme.
3. Einigen Sie sich darüber, wie Sie das erreichte Pflegeergebnis sinnvoll und korrekt dokumentieren können.
4. Dokumentieren Sie das erreichte Pflegeergebnis im individuellen Pflegeplan.

Sozialform

Gruppenarbeit

Zeit

20 Minuten

Pflegeprozess weiterführen

Arbeitsauftrag

Training	Ziehen Sie *Konsequenzen* aus der Pflegeevaluation für die weitere Pflegeplanung.
Auftrag	1. Orientieren Sie sich am Fallbeispiel und an den mit diesem Fallbeispiel bereits durchgeführten Schritten des Pflegeprozesses. 2. Beurteilen Sie das erreichte Pflegeergebnis in Bezug auf das gesetzte Ziel. 3. Diskutieren Sie, welche Konsequenzen dies für die Weiterführung des Pflegeprozesses hat. 4. Formulieren Sie die daraus resultierende weitere Pflegeplanung fachlich korrekt. 5. Dokumentieren Sie diese im individuellen Pflegeplan.
Sozialform	Gruppenarbeit
Zeit	30 Minuten

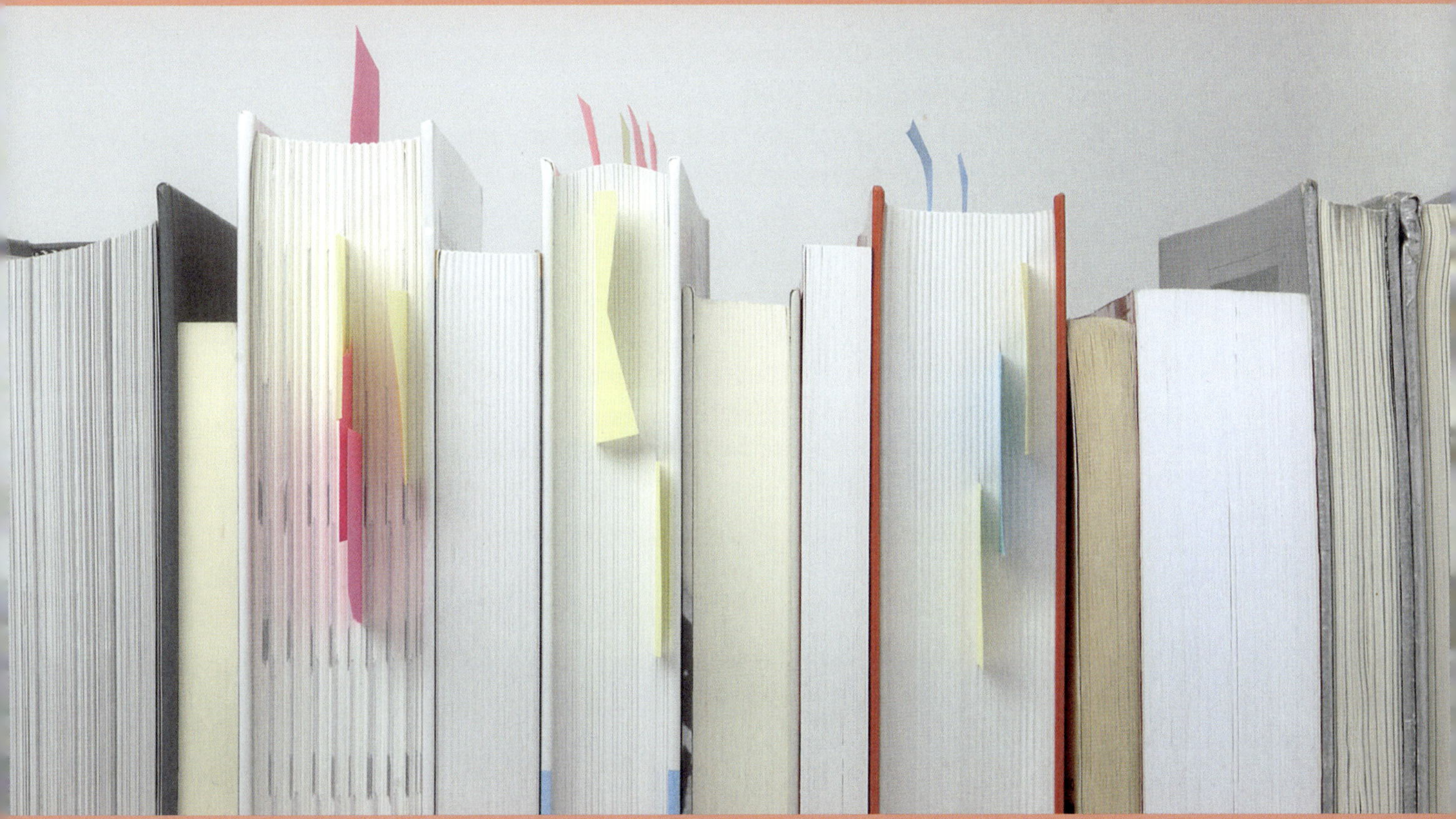

4 Fallbeispiele

Setzen Sie die Trainingsaufgaben im Kapitel 3 mit einem eigenen Fallbeispiel oder mit einem der folgenden Fallbeispiele aus den verschiedenen Arbeitsfeldern durch.

Übersicht Fallbeispiele

Einfache Fallbeispiele

- Fallbeispiel 1, Seite 71: **Amélie de Maison,** Diabetes mellitus Typ II, (Einsatzfeld: Spitex, Erwachsene, Langzeit)
- Fallbeispiel 2, Seite 72: **Lia Petit,** Thrombozytopenie (Einsatzfeld: Kind-Jugendliche-Erwachsene)
- Fallbeispiel 3, Seite 73: **Susanne Berner,** Reaktive Depression, Persönlichkeitsstörung Typ Borderline (Einsatzfeld: Psychiatrie, Erwachsene)

Mittelschwere Fallbeispiele

- Fallbeispiel 4, Seite 74: **Ernst Graber,** Altersdemenz, Typ Alzheimer. AZ-Verschlechterung (Einsatzfeld: Langzeit, Psychiatrie, Erwachsene)
- Fallbeispiel 5, Seite 75: **Emilie Haberthür,** Blasenkarzinom (Einsatzfeld: Erwachsene)
- Fallbeispiel 6, Seite 76–77: **Marko Juric,** Frühsommer-Meningoenzephalitis, (Einsatzfeld: Erwachsene)

Komplexe Fallbeispiele

- Fallbeispiel 7, Seite 78–79: **Henri Dumoulin,** Demenz Typ Alzheimer (Einsatzfeld: Langzeit, Psychiatrie, Erwachsene)
- Fallbeispiel 8, Seite 80–83: **Rosa Leuthard,** Verdacht auf Pneumonie, Verschlechterung Allgemeinzustand, Desorientiertheit (Einsatzfeld: Erwachsene, Langzeit)
- Fallbeispiel 9, Seite 84–86: **Pablo Perez,** Diagnosen noch nicht festgelegt (Einsatzfeld: Psychiatrie)
- Fallbeispiel 10, Seite 87–89: **Matthea Huber,** Paranoide Schizophrenie (Einsatzfeld: Psychiatrie)
- Fallbeispiel 11, Seite 90–91: **Isabelle Kummer,** II. Para, Kind Emilie (Einsatzfeld: Kind-Jugendliche-Erwachsene)
- Fallbeispiel 12, Seite 92–93: **Anna Meyer,** Unklares Abdomen, Verdacht auf Appendizitis (Einsatzfeld: Kind-Jugendliche-Erwachsene, Erwachsene)

4.1 Einfache Fallbeispiele

Fallbeispiel 1

(Bereich: Spitex; Einsatzfeld: Spitex, Erwachsene, Langzeit)

Frau Amélie de Maison, 76 Jahre alt, Patientin mit Diabetes mellitus Typ II

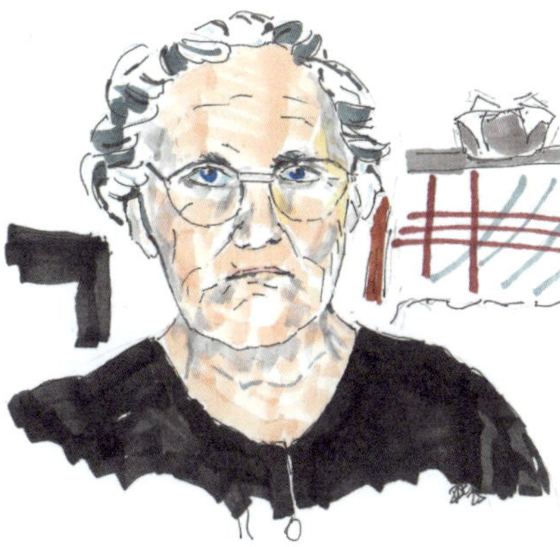

Amélie de Maison, 76 Jahre alt, Rentnerin, verwitwet und alleinstehend, wurde vom Hausarzt bei der Spitex angemeldet. Sie besuchen Frau de Maison heute das erste Mal. Sie wohnt im Kirchenfeld in Bern, im 4. Stock eines Mehrfamilienhauses, in einer kleinen Drei-Zimmer-Wohnung. Das Haus besitzt keinen Lift.
Frau de Maison begrüsst Sie herzlich und bittet Sie in die Wohnung. Dabei bemerken Sie, wie ordentlich alles aufgeräumt und geputzt ist.

Nur auf dem Küchentisch herrscht ein grosses Durcheinander von Medikamentenpackungen, einer Teigschüssel, Insulinampullen und Insulinpens, Früchteschale, Zeitungen, Teetassen, Salben, Augentropfen und Schmerzmitteln. Blutzuckerstäbchen, gebrauchte und ungebrauchte Nadeln.

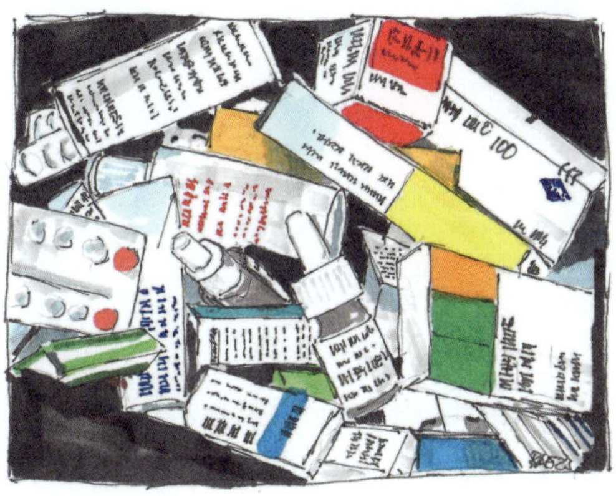

Im Bericht teilt der Hausarzt der Spitex mit, dass Frau de Maison an einem Diabetes mellitus Typ II leide und Unterstützung bei der medikamentösen Therapie benötige, die kontrollierten Blutzuckerwerte schwanken manchmal beträchtlich. Vor allem bedarf das Ulcus cruris an ihrem linken Unterschenkel Pflege (s. Wundfoto). Zudem hat Frau de Maison eine Osteoporose der Wirbelsäule und dadurch chronische Schmerzen.

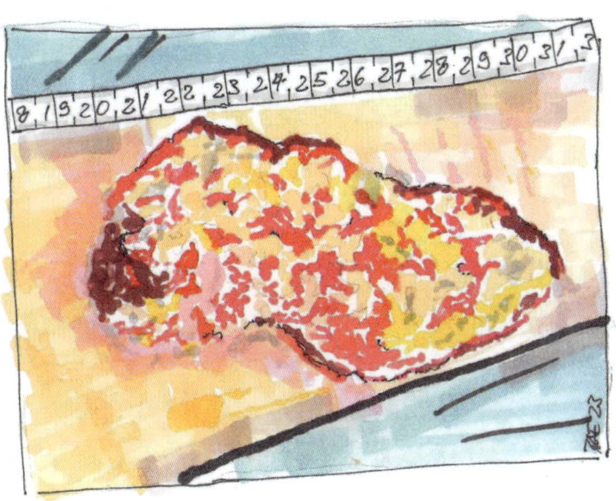

Beim Erstgespräch teilt Ihnen Frau de Maison mit, dass sie ihre Wohnung nur selten verlasse. Etwa einmal in der Woche für Einkäufe. Sie habe noch eine Schwester, Céline de Maison. Diese wohnt in Delémont und sie besuchen einander zweimal im Jahr. Andere Verwandte habe sie nicht mehr und Kinder habe sie leider keine. Ihre langjährige Freundin Hélène besucht sie etwa alle 6 Wochen, sie kommt aus Moutier. Meistens sei sie allein, hätte jedoch gerne mehr Kontakte. Da sie unsicher sei, brauche sie beim Gehen einen Stock. Sie wisse nicht, warum sie das noch alles durchmachen müsse. Leise äussert sie: «Der liebe Gott soll mich doch endlich heimnehmen.»

Fallbeispiel 2

(Bereich: Medizinische Kinderabteilung, Kinderspital; Einsatzfeld: Kind-Jugendliche-Erwachsene)

Lia Petit, 10 Monate alt, Patientin mit Thrombozytopenie

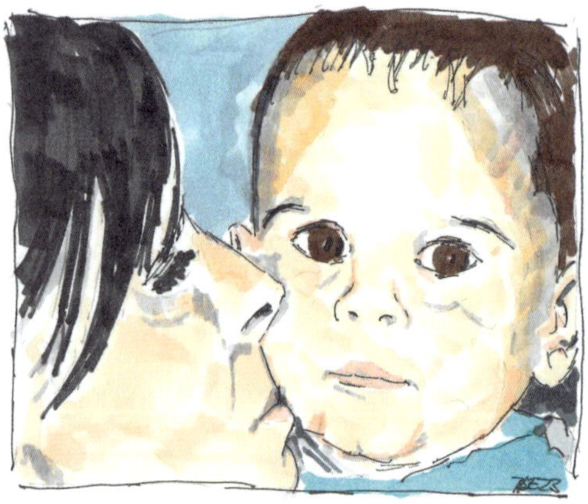

Sie pflegen heute auf der medizinischen Kinderabteilung in Bern die 10 Monate alte Lia Petit. Sie ist bereits seit fünf Tagen auf der Abteilung. Aufgrund der Laboruntersuchung stellte der Hausarzt eine Thrombozytopenie fest. Die Ursache ist aber nicht bekannt. Wegen der Abklärung und der akuten Blutungsgefahr bleibt das Mädchen hospitalisiert.
An beiden Unterschenkeln sind bereits mehrere Hämatome sichtbar, die sich das Baby bei Stössen an Gegenständen zugezogen hat.
Da hier im Kinderspital das Rooming-In gepflegt wird, kann die Mutter Frau Bea Petit bei ihrem Kind bleiben. Die Mutter kümmert sich sehr um ihre Tochter und hütet Lia rund um die Uhr. Sie schaut vor allem, dass sich Lia nicht irgendwo anstösst.

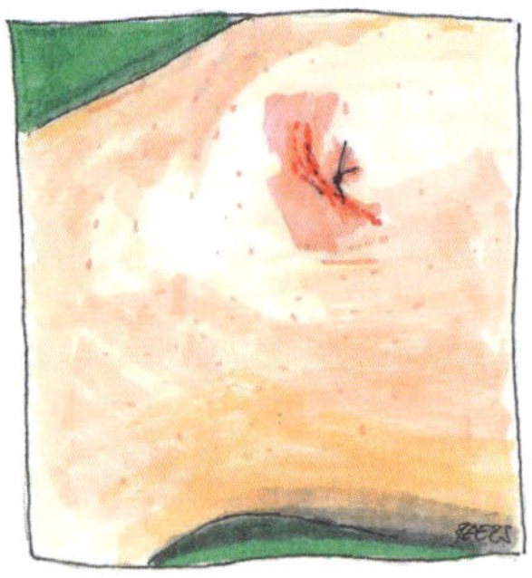

Diese dauernde Betreuungsaufgabe beansprucht, die sich sorgende Mutter sehr und man sieht der Mutter die Erschöpfung an. Fr. Petit teilt Ihnen mit, dass es sie beschäftige, was ihre Tochter wohl habe und was die Ärzte noch herausfinden. Die Kleine sei jedoch zufrieden und spiele eigentlich wie gewohnt.
Eine kleine Wunde am Knie, welche durch einen Sturz entstanden ist, musste mit einem Stich genäht werden (s. Wundfoto).
Im Moment wird abgewartet, um bei besseren Thrombozyten-Werten ein Knochenmarksbiopsie vornehmen zu können. Wie lange die Hospitalisation dauert und wann sich der Zustand verbessert, ist ungewiss. Nach intravenöser Thrombozytengabe haben sich die Werte noch kaum erhöht.
Der Vater ist im Moment arbeitslos oder hat nur tageweise etwas Arbeit. Er besucht die beiden so oft er kann und wie es ihm die finanziellen Möglichkeiten erlauben. Anreisen kann er nur mit dem Zug. Die Familie wohnt in Bönigen bei Interlaken. Die Grossmutter wohnt in der Nähe und besucht Tochter und Grosskind regelmässig. Obwohl sie arbeitet, bietet sie grosszügig Unterstützung an.

Fallbeispiel 3
(Bereich: Krisenstation; Einsatzfeld: Psychiatrie, Erwachsene)

Frau Susanne Berner, 23 Jahre alt, Reaktive Depression, Persönlichkeitsstörung Typ Borderline

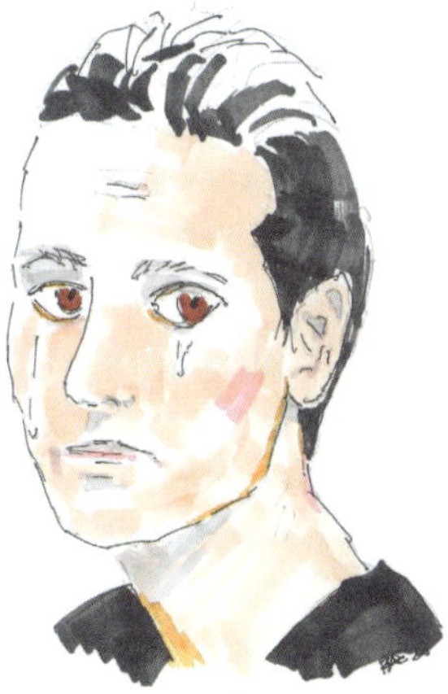

Susanne Berner, 23 Jahre alt, Studentin in Germanistik, wurde nach einem Gespräch mit ihrem Hausarzt in die psychiatrische Krisenstation eingewiesen. Frau Berner wird von ihrem Vater auf die Station gebracht. Sie wirkt sehr müde. Als der Vater Ihnen noch einige Fragen zu Besuchszeiten stellt, läuft Frau Berner unruhig im Abteilungsgang auf und ab, dabei vermeidet sie jegliche Blickkontakte.
Als der Vater gegangen ist, begleiten Sie Frau Berner auf ihr Zimmer und helfen ihr dort beim Einrichten und dem Versorgen ihrer Utensilien. Dabei bemerken Sie zahlreiche Schnittverletzungen an ihren beiden Unterarmen.
Als Sie Frau Berner darauf ansprechen, weicht sie Ihnen aus, wirkt verstört und zeigt sich ängstlich. Dann verpasst sie ihrer Reisetasche einen Fusstritt und äussert sich plötzlich wütend über ihren Hausarzt. Sie entwertet die bisherigen ärztlichen Kontakte und zeigt sich sehr affektlabil.
Als Sie bei ihr nach etwa 2 Stunden nach dem Eintritt ein Assessment durchführen, teilt sie ihnen mit, dass ihr Freund Philippe vor 11 Wochen einen tödlichen Autounfall hatte. Seither könne sie sich nicht mehr von Suizidgedanken lösen. Dann erzählt sie von Philippe und lobt ihn als netten, zuvorkommenden Menschen. Sie äussert: «Philippe war immer für mich da. Wir hatten es sehr gut miteinander und schwelgten in unseren Zukunftsträumen. Jetzt ist er…» Sie bricht ihre Äusserung ab. Dabei laufen ihr die Tränen über die Wangen, ihre Stimmung ist wieder sehr gedrückt.
Weiter erzählt Ihnen Frau Berner, dass ihre Mutter die Familie verlassen habe, als sie 6 Jahre alt war. Sie habe noch einen Bruder den Sebastian, er ist zwei Jahre älter als sie und wohnt in Lausanne. Früher wohnte sie bei ihrem Vater in Langenthal, doch für ihr Studium habe sie ein kleines Studio in Bern im Breitenrainquartier gemietet. Mit leiser Stimme bittet Sie Frau Berner um ein Glas Wasser. «Sie sind eine nette Pflegende.», meint sie zu Ihnen. Vitalzeichen messen Sie folgende: BD 125/80 mmHg, Puls 84/min, Temp. 36.9 °C. Frau Berner ist 173 cm gross und 48 kg schwer, der BMI beträgt 16. Sie habe momentan auch keinen grossen Appetit. Danach schweift Fr. B. im Gespräch ab und hat Mühe Ihren weiteren Fragen zu folgen.
Der betreuende Psychiater teilt Ihnen folgende Diagnosen mit: Reaktive Depression, Persönlichkeitsstörung Typ Borderline.)

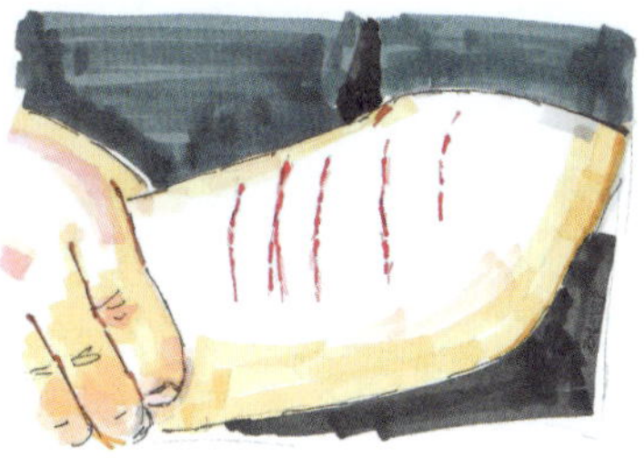

4.2 Mittelschwere Fallbeispiele

Fallbeispiel 4

(Bereich: Langzeitpflege; Einsatzfeld: Langzeit, Psychiatrie, Erwachsene)

Herr Ernst Graber, 79 Jahre alt, Altersdemenz, Typ Alzheimer. AZ-Verschlechterung

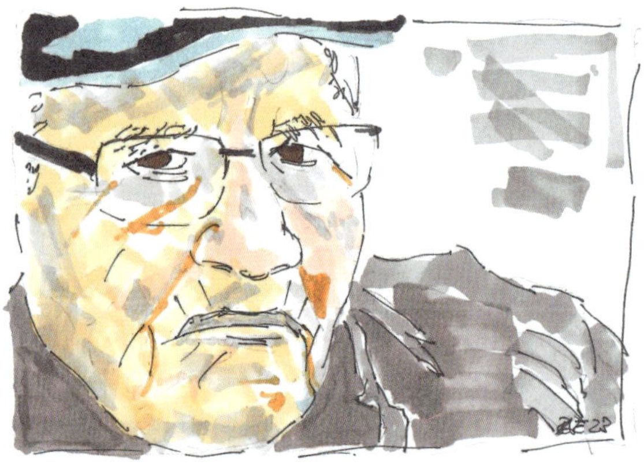

Ernst Graber, 79 Jahre alt, Rentner, wurde heute von seiner Frau Trudi und seiner Tochter Yvonne Müller ins Pflegezentrum gebracht. Zuhause sei es nicht mehr gegangen, teilt Ihnen Frau Graber mit. Sie habe nicht mehr ausreichend Kraft, ihm beim Aufstehen zu helfen. Sobald er dann ein paar Schritte gehe, konnte sie schon mit ihm etwas laufen. Aber er macht halt nur noch kleine Schritte und braucht immer seinen Stock.

Auch sei er zunehmend vergesslich und manchmal sogar aggressiv. Letzte Woche habe er sie in den Bauch geschlagen, auch die Tochter musste eine Ohrfeige einstecken. Sie sei froh, dass der Ernst jetzt hier sei. Er verstehe auch nicht mehr alles. Das sei in den letzten 6 Monaten immer schlimmer geworden. Beim Eintritt konnten Sie beobachten, dass Herr Graber sich gleich auf das Sofa im Gang fallen lässt. Er wirkt unzufrieden und brummelt vor sich hin

Als Sie Herr Graber ansprechen, kann er Ihnen auf ihre Fragen keine klare Antwort geben. Auch auf geschlossenen Fragestellungen kann er nicht eindeutig antworten. Als Sie ihn auffordern mit Ihnen ins Zimmer zu kommen, versuchte er aufzustehen, was ihm mit Mühe gelingt. Mit kleinen Schritten und schwankend bewegt er sich gemeinsam mit Ihnen in Richtung Zimmer.

Frau Graber teilt Ihnen weiter mit, dass ihr Mann kleine Einlagen trage, da er manchmal etwas Urin verliere. Zunehmend sei er auch im Feuchten gesessen, darum seien die Hosen oft auch nass geworden. Er könne sich nicht mehr selbst pflegen.

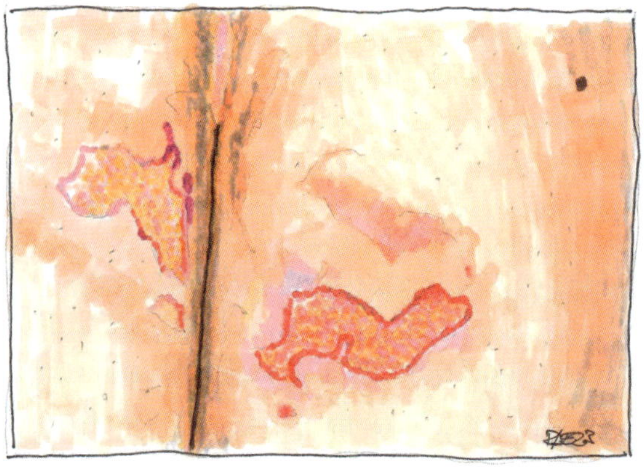

Mit Frau Graber machen Sie am nächsten Tag einen Termin ab, um weitere wichtige Auskünfte über ihren Ehemann für die Pflege zu erhalten.

Bei der abendlichen Körperpflege entdecken Sie am Gesäss zwei Hautdefekte (s. Foto).

Im Übertritts-Schreiben des Hausarztes lesen sie folgende Diagnose: Altersdemenz, Typ Alzheimer. AZ-Verschlechterung.

Fallbeispiel 5

(Bereich: Urologie, Akutspital; Einsatzfeld: Erwachsene)

Frau Emilie Haberthür, 84 Jahre alt, Blasenkarzinom

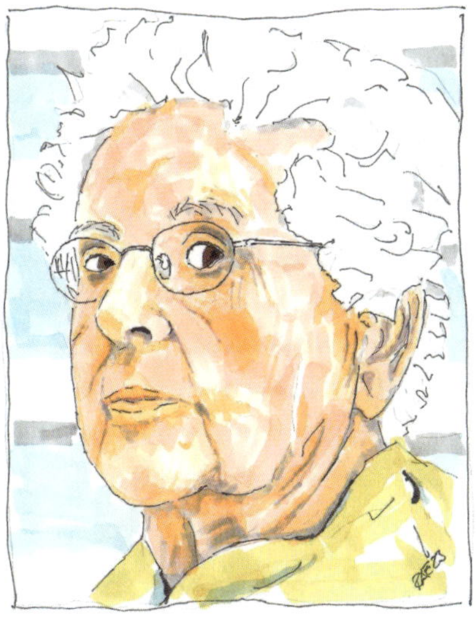

Emilie Haberthür, 84 Jahre alt und seit 4 Jahren verwitwet, ehemalige Verkäuferin, wurde heute von Ihrer Tochter auf die urologische Abteilung gebracht. Der Hausarzt, welchen sie vor 2 Wochen konsultierte, veranlasste die Hospitalisation aufgrund eines Verdachts auf ein Blasenkarzinom. Am Folgetag ist eine transurethrale Resektion der Blase (TUR-B) in Teilnarkose vorgesehen. Als Sie Frau Haberthür begrüssen bemerken Sie starken Mundgeruch und beobachten auch die trockene Haut an ihren Händen und im Gesicht.

Kaum sind sie im Zimmer, bittet Sie Frau Haberthür dringend um Einlagen, da sie öfters etwas Urinverlust habe, v. a. beim Aufstehen und beim Husten. Sie teilt Ihnen auch mit, dass sie zuhause bereits seit mehreren Tagen etwas Blut im Urin gehabt habe und die Urinausscheidung ihr Schmerzen bereite. Sie stellen folgende Vitalzeichen fest: BD 95/60mmHg, Puls 88/min, Temp. 36.8°C. Frau Haberthür wirkt müde und sie klagt auch über leichten Schwindel. Als Sie ihr helfen, das Spitalnachthemd anzuziehen, beobachten Sie sakral eine Rötung (s. Foto). Zudem riechen die Einlagen in der Unterwäsche sehr stark nach Urin. Sie meint, sie mache sich etwas Sorgen, was hier auf sie zukomme, sie sei schliesslich schon lange nicht mehr im Spital gewesen und schon gar nicht im Operationssaal. Ihre drei Kinder hätte sie damals zuhause zur Welt gebracht.

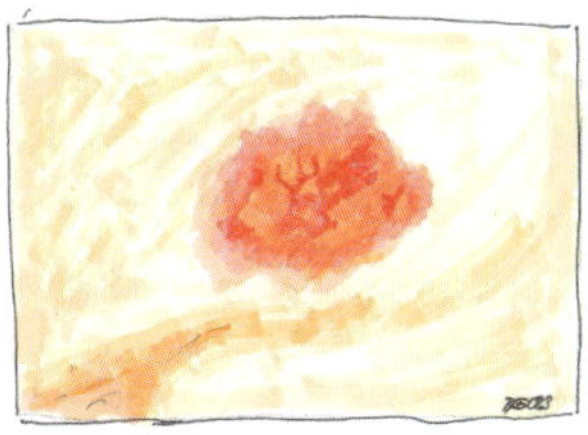

Mit ihrem Gehstock zeigt sie auf die Reisetasche und teilt Ihnen mit, dass Sie das Antibiotikum, welches sie bei dem letzten Besuch von ihrem Hausarzt erhalten hat, mitgebracht habe und bittet Sie diese herauszunehmen.

Auf der Rückseite klebt die ärztliche Verordnung (Bactrim je 2Tbl morgens und abends), die Packung ist jedoch ungeöffnet. Dann drückt sie Ihnen einen Zettel in die Hand mit der Telefonnummer ihrer Freundin: «Können Sie diese an meinem Nachttisch festkleben?» Schliesslich lassen Sie Frau Haberthür und ihrer Tochter noch etwas Zeit und vereinbaren mit ihnen einen Zeitpunkt für ein Pflegeassessment.

Fallbeispiel 6

(Bereich: Medizin, Akutspital; Einsatzfeld: Erwachsene)

Herr Marko Juric, 52 Jahre alt, Frühsommer-Meningoenzephalitis

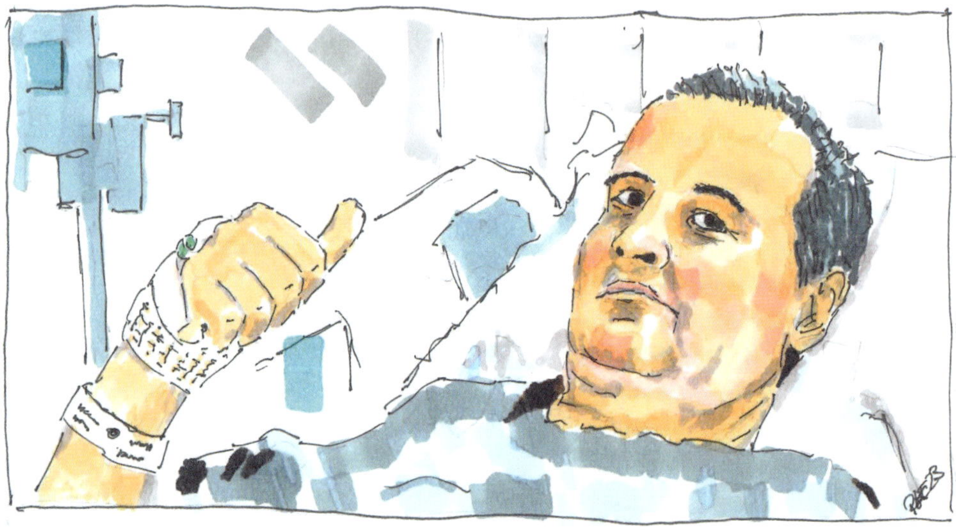

Marko Juric ist 52 Jahre alt. Vor fünf Tagen ist er in die medizinische Klinik eingetreten. Sein Hausarzt wies ihn aufgrund einer Frühsommer-Meningoenzephalitis (FSME) nach einem Zeckenbiss in die Klinik ein. Bereits mit 26 Jahren erlitt er einen schweren Motorradunfall, welcher beim ihm zu einer Amputation des linken Unterschenkels führte. Seither trägt er eine Unterschenkelprothese.

Die virale Enzephalitis führte bei Herr Juric zu einer ausgeprägten Dysarthrie. Er kann beim Sprechen zwar unverständliche Laute von sich geben, aber es ist ihm nicht möglich, deutliche Worte zu formulieren. Wenn er seine Bedürfnisse nicht mitteilen kann oder sein Gegenüber ihn nicht versteht, zeigt sich Herr Juric ungeduldig. Er schüttelt dann den Kopf, kehrt sich in sich und wendet den Blick ab. Fühlt er sich hingegen verstanden, dann reagiert er mit Daumen hoch.

Er reibt oder hält sich oft an seinen Armen oder seinem rechten Unterschenkel und auf Nachfrage bestätigte er, dass er unter kontinuierlichen Gliederschmerzen leide. In den ersten Tagen litt er noch mehrfach unter starken Fieberschüben mit axillaren Temperaturen mit bis zu 39,8 Grad Celsius und Schüttelfrost.

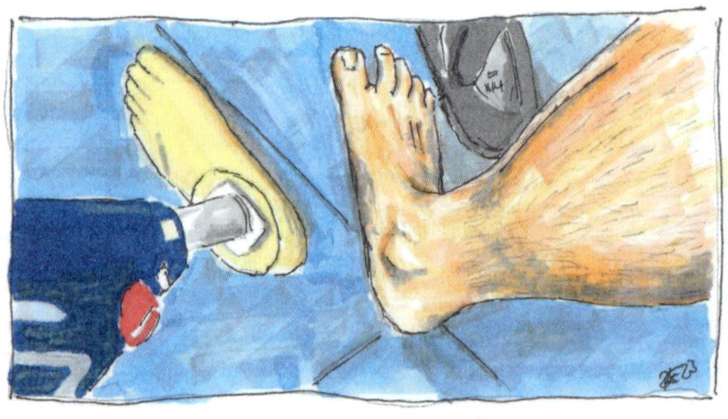

Das Zimmer ist und bleibt auch tagsüber abgedunkelt, denn wenn es zu hell wird, verengt Herr Juric seine Augen zu schmalen Schlitzen und zeigt sich lichtempfindlich. Seit dem Eintritt leidet er immer wieder unter

begleitenden Kopfschmerzen. Zudem zeigt er noch andere Symptome, wie Konzentrationsstörungen und eine leichte Schwäche bzw. Lähmung der rechten Hand.
Regelmässig verlangt er bzw. greift er nach einer Brechschale, weil er unter Nausea und Emesis/Vomitus leidet. In den letzten 48 Stunden hat er fünf Mal schwallartig erbrochen. Das Erbrochene riecht säuerlich, die Farbe ist klar, die Mengen zwischen 150–380 ml. Sie beobachten, dass der Urin im Moment dunkelgelb und klar ist. Die Urinmenge ist 850 ml/24 Stunden. Stuhlgang hat Herr Juric in den letzten zwei Tagen keinen, davor jedoch mehrere Tage Durchfälle.
Herr Juric ist verheiratet und Projektleiter in einer Grossgärtnerei. Seine Ehefrau Ana Juric ist 48 Jahre alt und arbeitet zu 80 Prozent als Kindergärtnerin. Die beiden haben zwei Töchter, Marija 16 Jahre und Zora 14 Jahre alt.
Da keine spezifische antivirale Therapie verfügbar ist, kann Herr Juric nur symptomatisch behandelt werden. Der behandelnde Arzt verordnete Folgendes:

- Gelockerte Bettruhe (Toilettengänge sind erlaubt)
- PVK (Legen eines periphervenösen Katheters)
- 1500 ml Ringerlactat/24 Std.
- Fraxiparin ® 7'500IE s.c., 1x/24 Std.
- Cortison/Prednison ev. Enzymasehemmer
- SZ-Mittel/NSAR

4.3 Komplexe Fallbeispiele

Fallbeispiel 7

(Bereich: Langzeitpflege; Einsatzfeld: Langzeit, Psychiatrie, Erwachsene)

Herr Henri Dumoulin, 82 Jahre alt, Demenz Typ Alzheimer

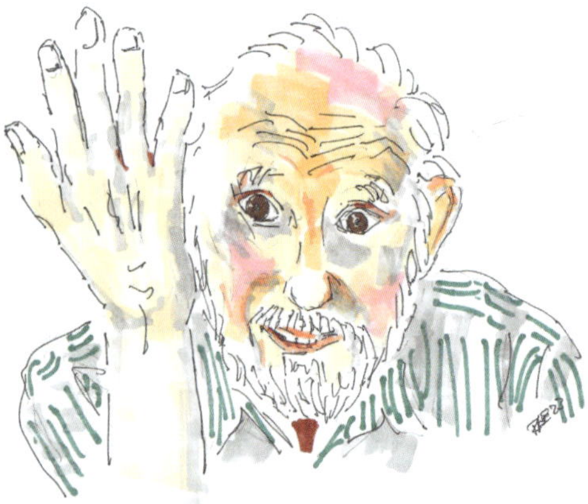

Henri Dumoulin ist 82 Jahre alt, verwitwet, hat einen Sohn und eine Tochter und 4 Enkel.
Er spricht fliessend Deutsch und Französisch. Henri Dumoulin wiegt 56kg und ist 1,68m gross, die BMI-Berechnung ergibt einen Wert von 19,8. Wegen seiner Demenz vom Typ Alzheimer lebt er seit drei Jahren in einem städtischen Altersheim, auf einer Demenzabteilung.

Anfänglich konnte er seine Gedächtnisstörung im oberflächlichen Kontakt gut überspielen, seit 11 Monaten zeigen sich bei Herrn Dumoulin zunehmend ausgeprägte Wortfindungsstörungen. Beim Sprechen bricht er die Sätze oft ab. Die Lücken in Wortfindung und Ausdruck werden grösser. Zudem hat Herr Dumoulin Schwierigkeiten in der Raumwahrnehmung und zeigt eine erhöhte Müdigkeit. Er schläft auch während des Tages immer wieder ein. Mehrmals täglich verläuft er sich in andere Zimmer und legt sich in fremde Betten.

Sein Sohn und seine Tochter, besuchen ihn regelmässig, d. h. abwechselnd einmal pro Woche, doch immer mehr erkennt er seine Angehörigen nicht mehr. Sein Gang ist kleinschrittig, langsam und schlurfend, ausserdem zeigt er einen ausgeprägten Gehdrang. Seine Haltereflexe sind reduziert bzw. verlangsamt.

Er zeigt wenig Antrieb zum Essen und Trinken. Laut Dokumentation entspricht die Menge, welche Herr Dumoulin zu sich nimmt, etwa einem Drittel einer Normalportion. Herr Dumoulin kann noch allein essen, benutzt dazu aber statt dem Besteck sehr oft seine Finger.

Herr Dumoulin berichtet besorgt von Mäusen auf der Abteilung und zeigt dann in die Richtung, wo er solche gesehen hat. Wenn er im Korridor spaziert, fährt er immer wieder mit einer Hand über die Wand und macht, mit verärgerter Mimik, Äusserungen über seiner Meinung nach vorhandene Staubfussel.
Die Pflegepersonen begleiten Herr Dumoulin etwa alle 4 Stunden zur Toilette, dadurch ist seine Kontinenz gewährleistet. Wird dies unterlassen, hat Herr Dumoulin mehrheitlich Urinabgang vor dem Auffinden der Toilette, weil er diese nicht findet oder zu spät erreicht. Der Urin ist konzentriert, dunkelgelb und klar. Stuhlgang hat er täglich, dieser ist normal geformt.

Herr Dumoulin wirkt mit sich selbst zufrieden. Auf einer 10-stufigen Likert-Skala, wobei 10 für «so gut wie nur möglich» steht, stuft Herr Dumoulin sein Gesamtwohlbefinden auf 7 ein. Emotional zeigt sich Herr Dumoulin verflacht, Freude oder Traurigkeit kann er kaum ausdrücken, jedoch kann er sich deutlich über Sachen aufregen.

Die Alltagsgewohnheiten sind für Herr Dumoulin eine Herausforderung. Sich täglich waschen, würde er nicht unaufgefordert durchführen. Herr Dumoulin neigt dazu, sich und seine Fähigkeiten zu überschätzen. So will er sich nach dem Waschen selbst kleiden, findet aber dann seine Kleider nicht mehr. Zudem versorgt und verlegt er Gegenstände an völlig irrational scheinenden Orten auf der ganzen Abteilung. So finden sich mit Butter und Konfitüre gestrichene Brote oft unter Kopfkissen, seine Leibwäsche und Socken an Heizkörpern und in Abfallkübeln.

Herr Dumoulin leidet seit 6 Jahren an einer Koronaren Herzkrankheit (KHK) und seit 4 Jahren an einer altersbedingten Makuladegeneration (AMD), er kann daher nur eingeschränkt scharf Sehen. Die Sehschärfe beträgt mit der Brille 20/70 (nach Snellen-Index). Seine Medikamente muss er unter Aufsicht einnehmen, da er diese auch schon mal ausspuckt.

Fallbeispiel 8

(Bereich: Medizin, Akutspital; Einsatzfeld: Erwachsene, Langzeit)

Rosa Leuthard, 82 Jahre alt, Verdacht auf Pneumonie, Verschlechterung Allgemeinzustand, Desorientiertheit

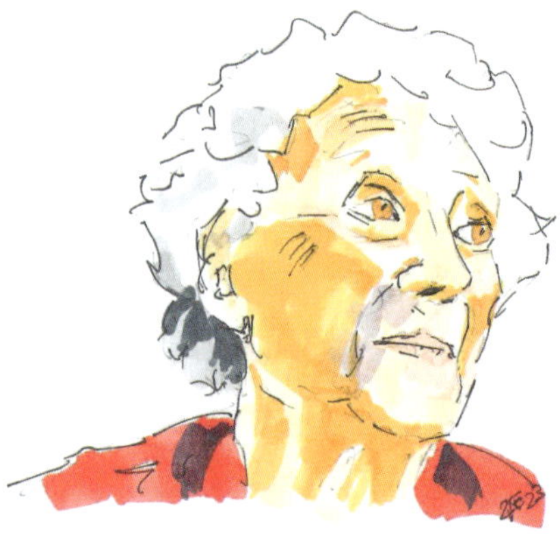

Frau Leuthard befindet sich seit gestern Abend auf der medizinischen Station des Akutspitals. Sie sind für die Patientin ab heute Vormittag zuständig. Sie lesen sich ein, indem Sie zuerst den Bericht des Hausarztes lesen.

Bericht Hausarzt:
Rosa Leuthard, 82 Jahre, lebt zu Hause und verwitwet seit dreizehn Jahren. Einweisungsgrund: Verdacht auf Pneumonie, Verschlechterung des Allgemein- und Ernährungszustands, Desorientiertheit. Status nach rezidivierenden Atemwegsinfekten, Lungenembolie, Kniearthrose beidseits, erhöhte Blutdruck- und Blutzuckerwerte. Klüngel, D. Dr. med. Klüngel FMH

Anschliessend nehmen Sie die Pflegedokumentation zur Hand und lesen die Pflegeberichte. Wie hat sich der Gesundheitszustand von Frau Leuthard seit ihrem Eintritt auf die medizinische Station verändert, was haben ihre Arbeitskolleg*innen im Pflegebericht geschrieben?

Pflegebericht:		
02.08., 17:00	Fr. L tritt im Rollstuhl, in Begleitung ihrer Tochter ein. Sie ist blass, schweissig und weisst eine erschwerte Atmung auf. Fr. L äussert, dass ihr das Atmen schwerfällt und schmerzhaft ist.	DYD
02.08., 18:00	Blutentnahme durchgeführt, 2 l/min Sauerstoffbrille zur Atemunterstützung installiert und Oberkörper hochgelagert im Bett, da Fr. L eine flache oder seitliche Lagerung nicht toleriert. Nahrungsergänzungsmittel, Essen und Getränke im Zimmer hingestellt.	DYD

Pflegebericht:		
02.08., 20:00	Fr. L schläft viel, konnte einmal an den Bettrand mobilisiert werden. Sie äussert, dass sie sich zu schwach fühle, um aufzustehen / zu sitzen und es ihr schwindlig wird. Sie will nichts essen.	DYD
02:08., 23:00	Medikamentenverordnung durch Stationsärztin erfolgt.	OLG
03.08., 01:00	Verschwitzte Wäsche ausgewechselt, frische angezogen.	OLG
03.08., 06:00	Fr. L hat die ganze Nacht geschlafen. Sie stöhnt im Schlaf, atmet mit offenem Mund, Zunge trocken und borkig belegt, weist eine oberflächliche Atmung auf unter Einsatz der Atemhilfsmuskulatur.	OLG
03.08., 06:45	Puls arrhythmisch und Frequenz bei 108/min, Blutdruck 170/55mmHg, Blutzucker 8,3mmol/l, Atemfrequenz 30/min.	OLG

Ihr Zustand hat sich seit dem Eintritt nicht wesentlich verändert und die Laborwerte weisen auf eine schwere Entzündung hin. Von der Stationsärztin wurden Schmerzmedikamente verordnet, die zwar die atembedingten Schmerzen verringern sollen, aber gleichzeitig die Atmung dämpfen. Laut der ärztlichen Verordnung wird das Fieber ab 38,0 °C medikamentös mit Paracetamol per os, 500 mg, maximal viermal täglich gesenkt.

Frau Leuthard weist heute Morgen um 8:00 Uhr eine Temperatur von 38,0 °C auf. Sie schwitzt stark, hat blasse und feuchte Haut. Sie verabreichen ihr das Medikament und wechseln die verschwitzte Wäsche. Sie bemerken, dass Frau Leuthard das Essen und die bereitgestellten Getränke bisher nicht angerührt hat und sie auch weiterhin verweigert, trotz ihrer Aufforderung. Frau Leuthard äussert den Wunsch Wasser zu lösen. Sie installieren die Bettpfanne. Die Ausscheidung beträgt knapp 200ml, ist bierfarbig dunkel. Gegen Mittag verabreichen Sie Frau Leuthard nochmals Paracetamol per os 500 mg, da das Fieber stabil bei 38.0 °C ist. Am Nachmittag stellen Sie fest, dass das Fieber gesunken ist auf 37,3 °C. Frau Leuthard ist wacher und ansprechbar. Sie äussert den Wunsch Tee zu trinken und nochmals Wasser zu lösen. Sie reichen ihr die Bettpfanne und stellen fest, dass der Urin bierfarbig dunkel ist. Die Menge beträgt knapp 200ml. Sie fragen Frau Leuthard, wann Sie das letzte Mal Stuhlgang hatte. Sie antwortet, dass dies mehr als fünf Tage zurückliege. Frau Leuthard legt sich wieder ins Bett und fängt an etwas Knäckebrot zu essen und Sie schenken ihr noch Tee nach. Zurück im Stationszimmer, findet nun der Rapport mit dem Spätdienst statt, Ihre Kollegin Nicole übernimmt die Pflegebetreuung von Frau Leuthard und Sie haben nun Zeit die Pflegedokumentation zu vervollständigen. Anschliessend beenden Sie ihren Dienst.

Am nächsten Tag kommen Sie zum Spätdienst, dieser verläuft ruhig und Sie finden Zeit, um mit Frau Leuthard das Assessmentgespräch weiterzuführen. Sie vereinbaren, sich um 19:00 Uhr im Beratungsbüro zu treffen, damit Sie in Ruhe sprechen können. Frau Leuthard erzählt Ihnen im Gespräch folgendes: «Ich lebe allein in einer 3-Zimmer-Altbauwohnung, seit mein Mann vor 13 Jahren an einem Schlaganfall gestorben ist, aber es ist nicht mehr dasselbe so allein ohne Partner. Hinzu kommt, dass die Wohnung im zweiten Stock ist und es gibt keinen Lift, was wirklich mühsam ist. Ich will aber nicht weg von dort, denn ich habe mein ganzes Leben im Kanton Aargau verbracht und zu Hause für die Familie gesorgt und meine Tochter lebt ganz in der Nähe. Sonja kümmert sich sehr um mich und kommt einmal pro Woche vorbei, um nach dem Rechten zu sehen, aber sie ist sehr eingespannt zwischen Familie und ihrem Beruf als diplomierte Pflegefachfrau. Früher hat sie mich am Sonntag oft zum Kirchgang abgeholt und wir sind dann gemeinsam Mittagessen gegangen. Es kommt der Moment, wo sich alles ändert, denn seit einiger Zeit ist dies für mich zu anstrengend. Wissen Sie, ich gerate schnell ausser Atem und wenn man dann die ganzen Treppen, im Haus, für die Kirche und vor dem Haus meiner Tochter, laufen muss – das geht nicht mehr. Wissen Sie, ich bin bereits einige Male gestürzt, kam jedoch jeweils mit blauen Flecken davon, also besser ich passe auf.» Während Frau Leuthard nachdenklich ins Leere schaut, machen Sie sich Notizen und stellen ihr folgende Frage: «Wie gestalten Sie ihren Alltag?» Frau Leuthard sieht Sie an und sagt traurig: «Ich beschäftigte mich gerne mit Kreuzworträtseln, liebe Krimis und schaue gerne fern. In letzter Zeit ist mir aber oft langweilig und ich fühle mich hilflos. Zum Lesen brauche ich eine Brille, und den Fernseher muss ich inzwischen recht laut stellen, damit ich genügend höre. Tagsüber nicke ich oft ein, nachts habe ich Mühe, Schlaf zu finden, und wache mehrmals auf, weil ich auf die Toilette muss. Immer wieder muss ich darüber nachdenken, ob meine Tochter mich nicht im Altersheim anmelden soll.» Frau Leuthard sieht Sie mit einem grossen erwartungsvollen Blick an. Sie wissen nicht wirklich, was Sie darauf antworten sollen und meinen etwas verlegen: «Sie haben interessante Hobbys, aber es ist sicher nicht einfach, wenn man bemerkt, dass das Hören oder Sehen schlechter wird. Wie geht's eigentlich so im Alltag mit sich waschen oder mit dem Einkaufen und Kochen?» Frau Leuthard schaut Ihnen direkt in die Augen und meint: «Ach wissen Sie am Morgen bleibe ich oft liegen und möchte weiterschlafen. Wenn ich aber dann mal auf bin, dann wasche ich mich so gut es mir möglich ist am Lavabo. Ich würde gern – hin und wieder – baden, aber ich komme einfach nicht allein in die Badewanne – ach diese Arthrose! Hätte ich nur eine Dusche in der Wohnung! Ich habe Sonja nie etwas gesagt, denn ich will ihre Hilfe nicht und Sie würde mich überzeugen wollen, die Spitex zu nehmen – auf keinen Fall kommt mir eine fremde Person ins Haus dafür! Zum Glück gibt es aber eine sehr liebe Nachbarin, die macht einmal wöchentlich den Einkauf für mich, wissen Sie das schaffe ich nicht mehr. Aber auch da hat

Sonja gemeint, dass ich hauptsächlich ‹weiche Lebensmittel› esse und mich wohl eher einseitig ernähre, ihrer Meinung nach. Am liebsten esse ich Weissbrot mit Marmelade, Honig oder Streichwurst. Alles andere vertrage ich nicht. Meine Tochter hat schon mehrmals geäussert, dass dies auch der Grund sei, wieso die Zahnprothese seit einem Jahr nicht mehr passt. Allerdings will ich nicht zum Zahnarzt! Ich trinke aber gerne Mineralwasser mit Sprudel, das andere ist doch für nichts. Sonja meint, ich sollte mehr als einen Liter pro Tag trinken, na klar, Sie muss ja nicht auf die Toilette! Können Sie sich vorstellen, wie das ist, wenn Sie Schmerzen in den Beinen haben und dann beim Husten, Niesen und Aufstehen tropfenweise Urin verlieren? Ich sage Ihnen das ist sehr unangenehm und dann soll ich noch mehr trinken, unfassbar! Ich habe schon eine Einlage in die Unterhosen getan, denn sonst muss ich ja diese dauernd wechseln, da ich die Toilette meistens nicht rechtzeitig erreiche.» Frau Leuthard schüttelt ungläubig den Kopf, während Sie aus dem Fenster schaut. «Mir ist aufgefallen, dass ihr Jäckchen Ihnen etwas zu gross ist.» «Ja, ich habe im letzten halben Jahr acht Kilo abgenommen, sodass die Kleider an mir herunterhängen. Den Jupe muss ich mit einem zusätzlichen Gurt befestigen, aber das ist nicht tragisch.» Sie bemerken, dass Frau Leuthard müde wird und vermehrt damit kämpfen muss, dass Ihr die Augen nicht zufallen. Sie beenden das Gespräch und teilen Frau Leuthard mit, dass Sie vielleicht nochmals auf sie zukommen werden, wenn es Fragen gibt, und begleiten sie aufs Zimmer. Frau Leuthard bedankt sich bei Ihnen für das schöne Gespräch und ihr Interesse und legt sich hin. Sie schläft sofort ein.

Als Sie zurück im Stationszimmer sind, sehen Sie, dass eine Kollegin in der Zwischenzeit folgendes in den Pflegebericht geschrieben hat:

Pflegebericht:		
04.08., 19:30	Frau Aebi, Tochter von Frau L. teilt mir folgendes mit: Fr. L fühle sich schon seit Tagen erschöpft und müde, beim Sprechen schlafe sie immer wieder ein. Das Verhalten von Fr. L sei verändert und desorientiert (Frage immer wieder, wer Fr. A sei und was sie in ihrer Wohnung mache) in so kurzer Zeit, sei dies geschehen. Kühlschrank sei voll gewesen gestern. Frau A macht sich grosse Sorgen um Fr. L, fühlt sich überlastet und in ihrer Freizeit eingeschränkt, leidet seit letzter Woche an Schlafstörungen und ist bestürzt, wie der Umgangston mit Fr. L sich in so kurzer Zeit geändert hat, von liebevoll und herzlich in ungehalten und beschuldigend. Tochter beginnt zu weinen.	OOP

Fallbeispiel 9

(Bereich: Stationäre Akut-Psychiatrie; Einsatzfeld: Psychiatrie)

Pablo Perez, 22 Jahre alt, Diagnosen noch nicht festgelegt

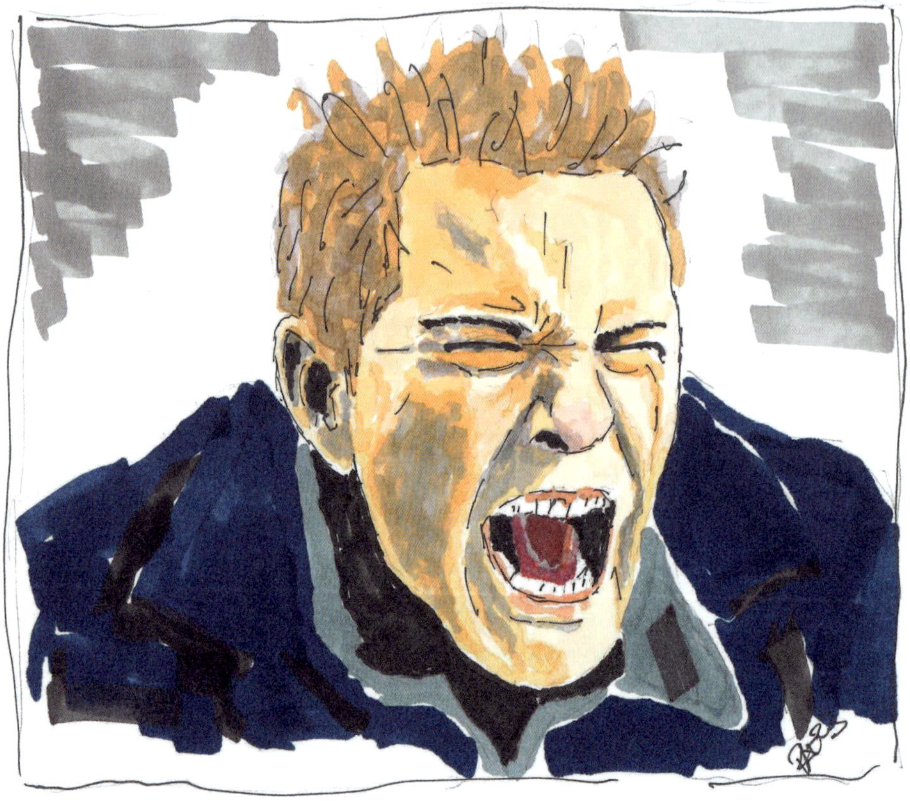

Sie sind für Herrn Perez zuständig, haben den Verlegungsbericht entgegengenommen, lesen sich in die Patientendokumentation ein, führen erste Gespräche mit dem Patienten und treffen auf dessen Freundin.

Aufnahmesituation

Herr Perez kommt in Begleitung des Arztes vom Dienst und eines Polizeibeamten auf die Station. Bei der Begrüssung fällt die für die Jahreszeit viel zu warme Kleidung auf. Ausserdem hat Herr Perez zwei verschiedene Schuhe an. Eine normale Begrüssung ist unmöglich; der Patient gestikuliert, stösst laufend Schimpfwörter aus; «Ihr kriegt mich nicht», wiederholt er ständig. Dabei blickt er sich häufig um, als suche er etwas. Körperhaltung und Mimik verraten grosse Anspannung. In der ganzen Hektik der Aufnahmesituation, versucht der begleitende Arzt die Situation etwas zu erklären und teilt Ihnen nebenbei mit, dass Herr Perez Stimmen hört.

Herr Perez reagiert nur mit kurzen Blicken auf Versuche, seine Aufmerksamkeit auf andere Dinge zu lenken. So ist es zunächst auch unmöglich, ihm sein Zimmer bzw. die Station zu zeigen. Um die starke Angst und Unruhe und die Stimmen zu dämpfen, die ihn zurzeit beherrschen, wird ein angst- und spannungslösendes Medikament angesetzt.

Da sich nicht vorhersehen lässt, wie Herr Perez auf das Angebot medikamentöser Hilfe reagieren wird, halten sich zwei Pfleger im Hintergrund, während ein dritter dem Patienten ohne viel Umschweife oder Erklärungen das Medikament anbietet.

Zunächst brüllt Herr Perez den Pfleger an: «Hau ab, Winzling!», um sich dann abzuwenden und laut singend den Stationsflur zu durchqueren. Dann steuert der Patient lachend auf den Pfleger zu, nimmt sich den Medizinbecher und leert ihn, wobei er sein grundlos erscheinendes Lachen nur kurz unterbricht.

Im Verlauf der nächsten Stunden überquert Herr Perez viele Male den Stationsflur; der Pfleger beobachtet, wie er innehält, um sich einem Bild an der Wand zuzuwenden. Er schaut sich jetzt genauer um, wendet seine Aufmerksamkeit der Umwelt zu, Angst und Unruhe scheinen abgeschwächt. Die Kontaktaufnahme ist damit erleichtert. Um Herrn Perez aber keinen weiteren Reizen auszusetzen, wird das Aufnahmegespräch zunächst verschoben.

Informationen aus Sicht der Freundin von Herrn Perez

Herrn Perez' Freundin erklärt, dass ihr Freund seit ca. zehn Tagen wie verändert sei: Er verlasse die Wohnung nicht mehr, stehe oft am Fenster, schaue zum Himmel und führe laute Streitgespräche – er habe ihr nur einmal kurz etwas erklärt von «Ausserirdischen», die ihn beobachten und beschimpfen würden; es sei eine grosse Verschwörung im Gange. In der letzten Woche sei er fast nur noch mit den Ausserirdischen beschäftigt gewesen, habe sie, die Freundin, gar nicht mehr wahrgenommen. Gestern habe sie fluchtartig die Wohnung verlassen; er habe sie angebrüllt: «Du Schlampe steckst mit denen unter einer Decke!», und sei ihr bedrohlich nahegekommen. Heute nun sei sie von der Polizei angerufen worden, weil ihr Freund Möbelstücke vom Balkon auf die Strasse geworfen habe. Bei ihren Beschreibungen wirkt die junge Frau sehr betroffen. Sie erkenne ihren Freund überhaupt nicht wieder; er sei sonst ein ganz normaler, aktiver, junger Mann, der sie immer gut behandelt habe.

Es werden noch folgende biografische Daten gesammelt: Der 22-jährige Patient, Medizinstudent im fünften Semester, war noch nie in psychiatrischer Behandlung. Laut seiner Freundin hat Herr Perez weder Alkohol- noch sonstige Drogenprobleme, er sei körperlich gesund, habe einen grossen Freundeskreis und sei neben seinem Studium seit zwei Jahren als Kellner in einer Kneipe tätig. Auch dort habe es nie Probleme gegeben. Die Eltern leben in der Heimatstadt des Patienten, der Kontakt sei gut. Herr Perez habe sich in den letzten Wochen auf eine Prüfung vorbereitet, die er selbst als ziemlich schwer eingeschätzt habe.

Die Freundin wird gebeten, noch einige private Dinge (Kleidung usw.) zur Station zu bringen, da Herr Perez vermutlich eine Weile stationär behandelt werden muss.

Anregung

Folgende Fragen sollten nach einer Ersteinschätzung auf einer akuten Aufnahmestation (Psychiatrie) beantwortet werden können:

- Ist der*die Patient*in kommunikationsfähig? Wie ist das allgemeine Verhalten, der allgemeine Gesundheitszustand?
- Welche Probleme bzw. Beschwerden belasten den*die Patient*in zurzeit am meisten? Welches sind die unmittelbaren Anliegen, Wünsche und/ oder Bedürfnisse?
- Wie erlebt der*die Patient*in die psychiatrische Hospitalisation?
- Wie schätzt er die Einweisungsgründe ein?
- Welche früheren Erfahrungen hat der*die Patient*in mit psychiatrischer Behandlung?
- Welche Erwartungen hegt der*die Patient*in aktuell?
- Bestehen Hinweise auf Risiken (Suizidalität, Gewalt, Weglaufen und/oder körperliche Risikofaktoren)?
- Wie ist die Fähigkeit und/oder Bereitschaft zur Zusammenarbeit einzuschätzen?
- Gibt es dringende Dinge, die erledigt werden müssen (Informationen an Bezugspersonen, Verpflichtungen gegenüber Angehörigen, Kindern, der Arbeitgeberin, der Wohnung, Haustieren usw.)?

Fallbeispiel 10
(Bereich: Stationäre Akut-Psychiatrie; Einsatzfeld: Psychiatrie)

Matthea Huber, 40 Jahre alt, Paranoide Schizophrenie

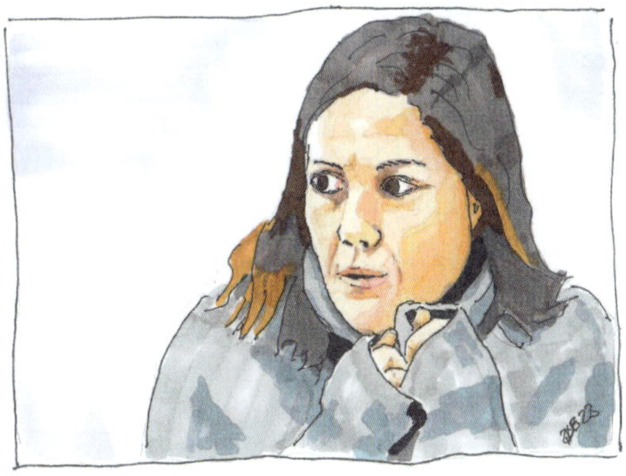

Sie sind die Bezugsperson von Matthea Huber, 40 Jahre, IV-Rentnerin. Sie ist vor fünf Tagen zur sechsten Hospitalisation in die Klinik eingetreten und gestern von der geschlossenen Abteilung auf die offene Akutabteilung einer psychiatrischen Klinik verlegt worden. Sie haben den Verlegungsbericht entgegengenommen, lesen sich in die Dokumentation ein, führen erste Gespräche mit der Patientin und treffen sich mit ihrer Schwester.

Aufnahmesituation

Frau Huber wird durch Amtsärztin via Sanität und Polizei aufgrund einer FU-Anordnung (FU = fürsorgerische Unterbringung, früher FFE = fürsorgerischer Freiheitsentzug) zugewiesen. Nach Aussage einer Nachbarin verschanzt sich Frau Huber seit zwei Wochen in ihrer Wohnung und verkennt ihre Umwelt. Die Nachbarin hat erklärt, sie habe ihr Essen gebracht, damit sie nicht verhungere. Frau Huber vertraue ihr, sie sei aber gestern beim Betreten der Wohnung verbal aggressiv geworden. Dann habe sie Gegenstände auf die Strasse geworfen, worauf die Polizei gerufen worden sei. Die Wohnung sei verwahrlost. Die Patientin wirkt ungepflegt.

Psychischer Befund bei Eintritt

Bewusstsein und Vigilanz normal; Frau Huber wirkt psychomotorisch unruhig, der Antrieb ist gesteigert, die Affektivität gestört (dysphorisch, gereizt).
Es liegt eine formale Denkstörung vor (die Patientin ist zerfahren, logorrhoisch, danebenredend).
Es bestehen keine Hinweise auf akute Selbst- oder Fremdgefährdung. Wahn und Sinnestäuschung sind möglich. (Patientin redet permanent mit imaginären Personen.) Ich-Störungen können nicht erfragt werden.

Procedere

Medikation soll wie verordnet angeboten werden.
Ausgang vorerst im geschlossenen Garten, Eintrittsroutine (Vitalparameter und Blutentnahme).
Körperliche Untersuchung, wenn möglich. Verlegung auf eine offene Abteilung so bald wie möglich.

Diagnose

Paranoide Schizophrenie (ICD Code 11, 6A20)

Status nach Suizidversuch vor drei Jahren
Medikation: 20 mg Zyprexa® zur Nacht
4 × 1 mg Temesta® expidet

Pflegerischer Verlegungsbericht

Frau Huber akzeptierte zu Beginn die Medikamente nur widerwillig und scheint noch immer Vorbehalte zu haben, obwohl sie die Medikamente jetzt regelmässig einnimmt.
Sie ist aber deutlich weniger gereizt als zu Beginn. Bei den formalen Denkstörungen ist eine Besserung eingetreten, der Antrieb ist aber weiterhin gesteigert, und die Patientin führt nach wie vor Selbstgespräche, wenn sie sich unbeobachtet fühlt.

Die Nächte verbringt sie meistens im Raucherzimmer, wo sie zeitweise einnickt. Schlafmittel lehnt sie ab. Am Morgen zieht sie sich jeweils für einige Stunden ins Bett zurück.
Sie hat mehrmals Ausgang ins Areal bezogen und sich dabei an die Ausgangszeiten gehalten. Frau Huber hat gestern die Wohnungskündigung erhalten und sich dazu bisher nicht geäussert. Eine interne Tagesstruktur konnte noch nicht etabliert werden. Eine geregelte externe Tagesstruktur besteht seit drei Jahren nicht mehr. Es fällt auf, dass die Patientin kaum etwas auf der Abteilung isst.

Pflegeverlauf auf der offenen Akutabteilung

Sie haben Frau Huber gestern auf der Abteilung begrüsst. Sie kennt die Station bereits von früheren Aufenthalten. Sie hat im gemeinsamen Gespräch mit dem Abteilungsarzt geäussert, dass sie so lange hierbleibe, wie sie müsse, dass sie den Sinn des Aufenthalts aber nicht einsehe. Man könne ihr nicht helfen.
Sie müsse sich einfach eine neue Wohnung suchen. Diejenigen, die dafür verantwortlich seien, dass sie ihre Wohnung verloren habe, könnten nicht zur Verantwortung gezogen werden. Mehr möchte sie dazu nicht sagen. Sie möchte so bald als möglich freien Ausgang beziehen können und sich dann um ihre Angelegenheiten kümmern. Einen Rekurs gegen die FU lehne sie ab. Sie wolle den Weg des geringsten Widerstands gehen.

Sie haben gestern ein pflegerisches Gespräch mit Frau Huber geführt, welches Sie nach fünfzehn Minuten abbrechen mussten, da die Patientin zunehmend unruhig wurde. Sie haben von ihr erfahren, dass sie eine Beiständin hat, die sie schon seit über zehn Jahren begleitet und der sie vertraut. Sie pflegt zudem Kontakt zu ihrer betagten Mutter und zu ihrer Schwester.

Trotz des gesteigerten Antriebs wirkt die Patientin auf Sie heute erschöpft und wie gehetzt. Sie beobachten beim Mittagessen, dass sie nur Suppe isst, die in einem grossen Warmhaltebehälter geliefert wird, aus dem alle Patienten schöpfen können.

Frau Huber wiegt bei einer Grösse von 1,68 m nur 49 kg und hat auffallend trockene Lippen.
Über Mittag kommt Frau Hubers Schwester zu Besuch, die von ihr erst am Vortag über ihren Klinikaufenthalt informiert worden ist. Sie sucht Kontakt zu Ihnen.

Informationen aus Sicht der Schwester
«Ich bin froh, dass endlich etwas passiert ist. Seit einigen Wochen ist meine Schwester unzugänglich. Allerdings bin ich heute erschrocken, als ich sie so ungepflegt angetroffen habe. Und sie ist wieder so dünn! Ich habe grosse Angst, dass sie einmal in ihrer Wohnung verhungert, wenn sie nicht mehr rausgeht.
Trotz der wiederholten Krankheitsschübe gab es immer jahrelange Phasen der Stabilität. Am besten ging es Matthea, als sie halbtags in einer geschützten Werkstätte arbeitete. Den Arbeitsplatz hat sie dann leider verloren, nachdem sie ihre Anstellungsprozente erhöht hatte und dann einen starken Rückfall erlitt, in dessen Anschluss sie sich das Leben nehmen wollte.
Ich würde sie gerne in den nächsten Tagen zum Essen einladen. Bei uns zu Hause hat sie immer alles gegessen.»

Informationen aus Sicht von Frau Huber
«Es geht mir den Umständen entsprechend. Wer ist schon gerne in der Psychiatrie? Ich kann hier nicht gut schlafen. Zu Hause geht das besser. Dorthin möchte ich zurück. Ich habe grosse Angst davor, abhängig von diesen Medikamenten zu werden. Ich nehme zu Hause nur eine kleine Dosis Zyprexa, weil ich damit besser schlafen kann. Ich will hier keine Konflikte, und ich will meinen guten Willen zeigen. Wenn alles gut läuft, entlässt man mich möglicherweise früher. Und ich will nicht zurück auf die geschlossene Abteilung.
Das Denken funktioniert seit einigen Wochen gar nicht mehr gut. Ich fühle mich wie beschädigt. Ich vermute, dass Verschmutzungen in den Nahrungsmitteln eine grosse Rolle spielen und mein Immunsystem zugrunde geht. Es ist auch möglich, dass nur mir verschmutzte Nahrungsmittel zugeführt werden. Das kann ich aber nicht belegen. Ich will zum Coiffeur gehen, habe aber noch keinen Ausgang und keine Kleider zum Wechseln. Allein nach Hause solle ich nicht, da es sonst Probleme mit den Nachbarn gebe, hat der Mann vom Sozialdienst der Klinik gesagt.

Ich möchte intern keiner Tätigkeit nachgehen, da ich dringend meine Angelegenheiten regeln muss. Ich warte nur auf den Austritt. Manchmal denke ich, dass ich das alles nicht schaffe. Ich werde richtiggehend kaputt gemacht. Bis mein Wille gebrochen ist. Immer wieder wird alles zerschlagen, und ich muss von vorne anfangen. Ich bin es leid.»

Fallbeispiel 11
(Bereich: Akutspital – Wochenbettabteilung; Einsatzfeld: Kind-Jugendliche-Familie)

Isabelle Kummer, 34 Jahre alt, II. Para, Kind Emilie

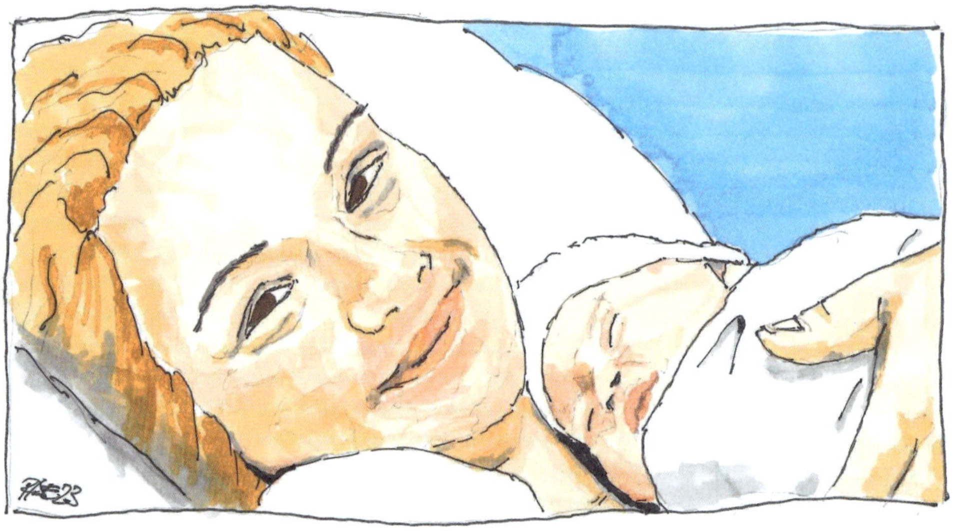

Sie sind für Frau Isabelle Kummer zuständig. Sie hat gestern Abend im Gebärsaal des Akutspitals ihr zweites Kind geboren und ist um 4 Uhr morgens auf die Wochenbettabteilung verlegt worden.

Übergabe durch die Hebamme um 04.00 Uhr
Geburt: II. Para (Gebärende), 39+2 Schwangerschaftswoche, Wehen seit ca. 14 Uhr am Vortag, zu Beginn unregelmässig und gut erträglich. Im Verlauf zu Hause regelmässige starke Wehen ca. alle fünf Minuten mit Übelkeit, jedoch kein Erbrechen.
Eintritt der Patientin zusammen mit ihrem Partner, Herr Daniel Rossi, ins Spital um 17.10 Uhr am Vortag mit regelmässigen Wehen alle vier Minuten. Mässige Übelkeit.

Befund: Muttermund 4 cm geöffnet, gutes Eintritts-CTG und weitere unauffällige CTGs im Verlauf der Geburtsphasen.
Spontangeburt um 22.34 Uhr aus der II. Hinterhauptslage, Damm intakt, Fruchtwasser klar. Problemlose Nachgeburtsphase. Blutverlust ca. 300 ml.

Kind Emilie: Gute Adaption des Neugeborenen, APGAR: 8-9-10, nur wenig «Käseschmiere» auf der Haut. Kind sofort nach der Geburt bei der Mutter auf der Brust. Problemloses erstes Ansetzen an die Brust. Emilie zeigt kräftige Saugbewegungen.

Übergabe auf die Wochenbettstation
Kind Emilie: Rosiges Neugeborenes, Atmung regelmässig 40/Minute, Puls 132, Temperatur 36,9 °C, erste Miktion im Gebärsaal, hat noch keinen Mekoniu-

mabgang gehabt. Vitamin-K-Gabe per os im Gebärsaal. Emilie wurde letztmals um 03.20 Uhr gestillt.

Mutter: Erfolgreiche Mobilisation um Mitternacht im Gebärsaal. Die Patientin hat kurz geduscht, kein Schwindel, einmalig Wasser gelöst, Uterusstand: ein Querfinger über dem Bauchnabel, Blutung mittel, Vitalzeichen BD 115/75, P 72, T 36,8 °C. Hat zunehmend Nachwehen, daher hat sie um 03.00 Uhr auf Verordnung des Arztes eine Tbl. Mephadolor ® à 500 mg erhalten.

Die Patientin hat nach der Geburt eine Bouillon und Zwieback gegessen. Sie sei sehr müde und möchte noch schlafen. Hat positiven Stillwunsch. Der Partner der Patientin ist nach Hause gegangen. Er kommt etwa um 10 Uhr wieder, nachdem er die Unterbringung des ersten Kindes organisiert hat.

Informationen aus der Sicht von Frau Kummer

«Ich bin 34 Jahre alt, arbeite zu 40 Prozent als Personalassistentin in einem mittleren Unternehmen. Mein Partner Daniel und ich leben seit 5 Jahren zusammen, im Konkubinat. Er arbeitet als Schadensexperte bei der Gebäudeversicherung des Kantons und ist daher oft unterwegs. Wir wohnen in der Agglomeration, in einem gemieteten Reiheneinfamilienhaus mit etwas Umschwung. Während meiner Berufstätigkeit wird meine erste Tochter Sophia, sie ist 2½ Jahre alt, von meiner Mutter betreut.

Ich habe nicht sehr gute Erinnerungen an die Zeit nach der ersten Geburt. Der Milcheinschuss war sehr schmerzhaft. Zu Beginn musste ich wegen wunder Brustwarzen mit Stillhütchen, einem Sombrero, stillen. Zeitweise habe ich sogar die Milch abgepumpt, weil es so schmerzhaft war. Ich möchte unbedingt stillen, aber die Anfangsschwierigkeiten nicht ein zweites Mal erleben. Zudem hatte ich, etwa ab dem dritten Tag nach der ersten Geburt, mit starken Gemütsschwankungen zu kämpfen. Die Naht des Dammschnitts schmerzte sehr lange, besonders beim Sitzen. Zusätzlich hatte Sophia häufig Bauchkrämpfe. Sie schlief nachts nicht gut und hat noch heute einen unruhigen Schlaf. Sie ist oft wach und weint.

Aktuell mache ich mir viele Gedanken, da meine Mutter, die jeweils zu Sophia schaut, schwer erkrankt ist und keine ‹Betreuungsaufgaben› mehr übernehmen kann. Daher mache ich mir um die Betreuung der zwei Kinder, für die Zeit nach meinem Schwangerschaftsurlaub, grosse Sorgen.»

Der Partner von Frau Kummer, Herr Rossi, kommt gegen 10.30 Uhr. Sie lernen ihn im Korridor kennen, als Sie gerade vom Basisassessment mit Frau Kummer zurückkehren.

Bericht des Partners

Herr Rossi berichtet Ihnen, dass er Sophia für den heutigen Tag einer Nachbarin abgeben konnte. Gegen Abend würde sie dann mit Sophia ins Spital zu Besuch kommen, damit diese ihre neue Schwester begrüssen könne.

Fallbeispiel 12

(Bereich: Kinderspital, Chirurgie; Einsatzfeld: Kind-Jugendliche-Erwachsene, Erwachsene)

Anna Meyer, 5 Jahre alt, Unklares Abdomen, Verdacht auf Appendizitis

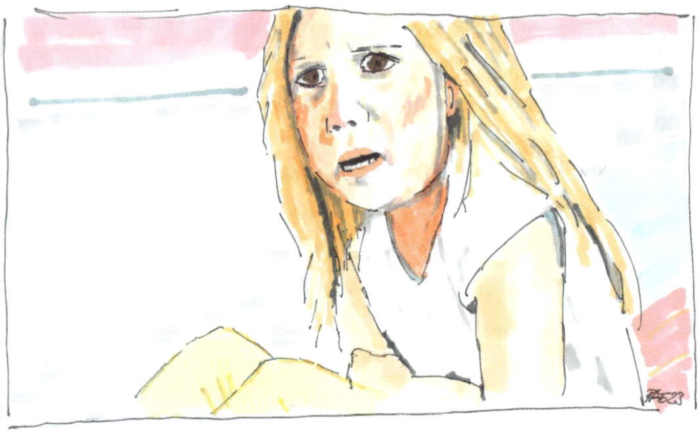

Sie betreuen im Frühdienst heute Anna Meyer, ein fünfjähriges Mädchen. Sie wurde vor fünf Tagen auf der Notfallstation des Kinderspitals aufgenommen. Anna kam direkt vom Notfall in den OP. Anna wurde von ihrem Kinderarzt überwiesen. Einweisungsgrund: Unklares Abdomen. Verdacht auf Appendizitis.

Weitere Angaben des Kinderarztes

- Erhöhte Laborwerte, CRP und Leukozyten
- Febrile Temperatur von 39 °C axillär gemessen
- Nausea, Vomitus und Appetitlosigkeit seit drei Tagen
- U-Status, Keton +++, nicht entzündlich verlaufend
- AZ-Verschlechterung seit dem Morgen
- Loslassschmerz am McBurney-Punkt

Anna wurde noch schlafend nach der komplikationslosen OP direkt auf die Bettenstation verlegt. Der Aufwachraum war bereits geschlossen. Die postoperative Überwachung wurde nach Schema durchgeführt. Vitalparameter waren während der gesamten Überwachung stabil.

Temperatur leicht febril, 38,8 °C. Anna benötigte einzig einen bis zwei Liter Sauerstoff via Nasensonde, da die Sauerstoffsättigung unter 90 % gefallen war. Sie betreuen Anna am vierten Post-OP-Tag.

Pflegeplanung

Aus der Pflegeplanung erfahren Sie Folgendes: Der Kostaufbau findet problemlos statt. Allerdings trinkt Anna wenig, 300 bis 400 ml in den letzten 24 Stunden. Anna hatte noch keinen Stuhlgang.

Die Nachtwache beschreibt eine unruhige Nacht. Anna meldete sich mehrmals wegen Bauchschmerzen. Darmgeräusche sind vorhanden.

Medikamente

Fix-Medikamente für die Analgesie:

Ben-u-ron Supp.®, 500 mg, 4 Mal tgl. (20–25 mg/KG).

In Reserve, Ponstan Supp. 250 mg®, max. 3-mal tgl.
Bei Nausea in Reserve:
Itinerol B6 Supp.® für Kinder, max. 12-stdl.

Arbeitsbeginn
Sie erfassen Folgendes bei Arbeitsbeginn: Als Anna erwacht, beginnt sie zu jammern, sie gibt Bauchschmerzen an. Ausserdem will sie nach Hause zu Mio, ihrer Katze, und den Grosseltern. Annas Mutter sitzt neben dem Bett und ist sehr besorgt um ihr Töchterchen. Sie macht sich grosse Vorwürfe, dass sie nicht gleich zum Arzt gegangen ist. Sie dachte, es sei «nur» eine Magen-Darm-Grippe.
Frau Meyer bittet Sie um eine Milchpumpe, um Muttermilch abzupumpen, da sie noch ein drei Monate altes Kind hat. Dieses ist momentan beim Paten, der heute einen freien Tag bezieht, morgen aber wieder arbeiten muss.

Informationen der Mutter über Anna
Anna lebt mit ihren Eltern und ihrem drei Monate alten Geschwisterchen in einem Haus auf dem Land. Sie ist ein richtiger Wirbelwind und spielt sehr gerne im Garten. Anna liebt ihre Katze Mio abgöttisch und möchte Tierärztin werden.
Einmal pro Woche geht sie in die Waldspielgruppe. Ansonsten verbringt sie viel Zeit mit ihren Grosseltern, die gleich nebenan wohnen. Ihre kleine Schwester findet sie langweilig.

Anna ist eine schlechte Esserin, mag vieles nicht. Sie isst kaum Gemüse und Früchte. Nur Karotten und Bananen mag sie. Am liebsten hätte sie jeden Tag Würstchen und Pommes. Sie trinkt sehr wenig, einen bis zwei Becher Wasser, man müsse sie jedes Mal überreden, sagt die Mutter.

Anna ist sehr selbstständig. Sie wählt ihre Kleidung selbst aus und zieht sich allein an. Sie badet für ihr Leben gern. Seit einem Monat ist sie in einem Turnverein.

Die Mutter weint immer wieder, weil sie wegen des Babys schon sehr belastet ist. Das Ereignis mit Anna hat sie völlig aus dem Gleichgewicht gebracht. Sie weiss gar nicht, wie sie alles meistern soll, wenn Anna nach Hause kommt. Ihr Ehemann muss arbeiten, die Grosseltern sind gerade beide an einer Grippe erkrankt und können sie nicht unterstützen.

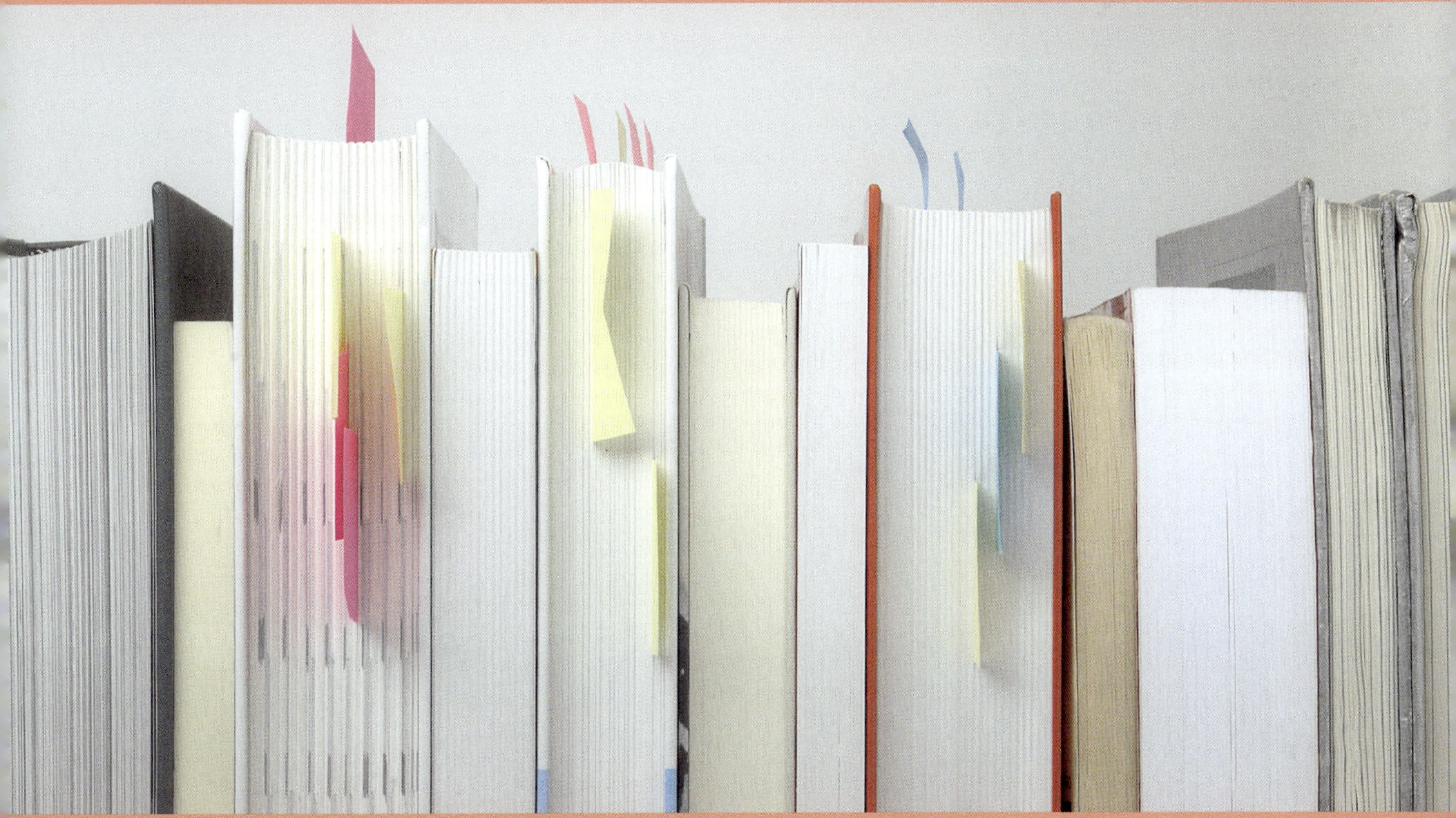

5 Ergebnissicherung

5.1 Selbstreflexion

Anhand der Fragen können die erlebten Transferübungen individuell reflektiert werden. Die Reflexion wird in der Gruppe, im Plenum oder mit der Lehrperson besprochen.

Vorgehen

☺ Was war positiv?

☹ Was war negativ?

Gruppe

☺ Was unterstützte die Arbeit in der Gruppe und den Gruppenprozess?

☹ Was war hinderlich?

Eigene Person

☺ Was ist mir gut gelungen?

☹ Womit bin ich unzufrieden?

Thema

☺ Welche Fachinhalte sind mir präsent?

☹ Welche Fachinhalte muss ich noch nacharbeiten?

Transfer

Was nehme ich mit für weitere Werkstattarbeiten?

Was will ich noch üben?

Was nehme ich mit für die Praxis?

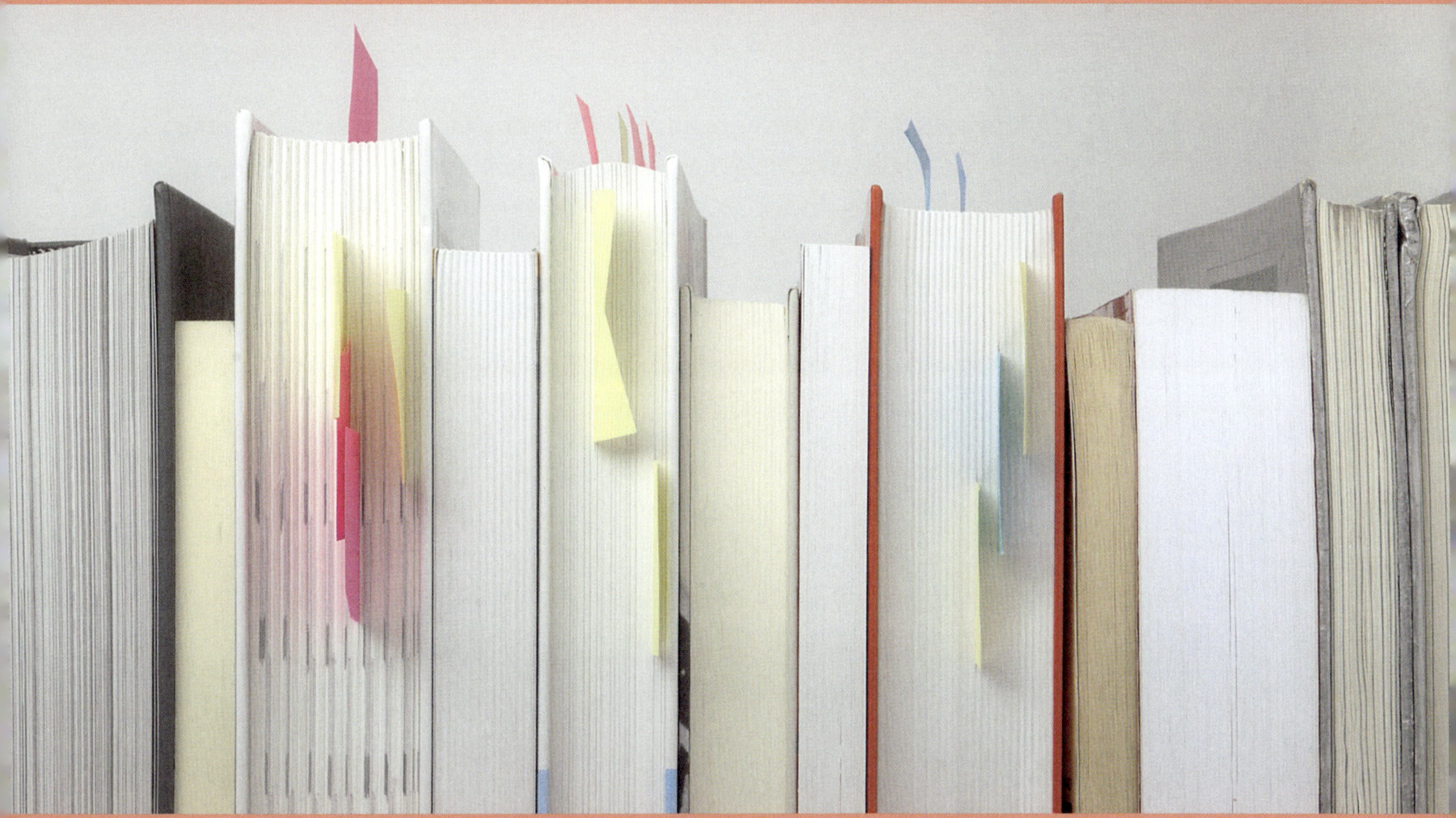

6 Literatur

6.1 Literatur

Aeschlimann, R. & Kauz, E. (2022). Der Pflegeprozess. Grundlagenskript. (4. Überarbeitete Version). Interne Publikation. Bern: Bildungszentrum Pflege.

Abderhalden, C., Needham, J., Sauter, D. & Wolff, S. (2011). *Lehrbuch Psychiatrische Pflege (3. Aufl.).* Bern: Huber.

Brobst, R. A., Clarke Coughlin, A. M., Cunningham, D., Martin Feldman, J., Hess Jr., R. G., Mason, E. J., Fenner Mc Bride, L. A., Perkins, R., Romano, C. A., Warren, J. J. & Wright, W. (2007). *Der Pflegeprozess in der Praxis* (2. Aufl.). Bern: Huber.

Budnik, B. (2009). *Pflegeplanung leicht gemacht.* (6. Aufl.). München: Elsevier.

Doenges, M. E., Moorhouse, M. F. & Geissler-Murr, A. C. (2002). *Pflegediagnosen und Massnahmen.* Bern: Huber.

Doenges, M. E., Moorhouse, M. F. & Murr, A. C. (2014). *Pflegediagnosen und Massnahmen* (5. Aufl.). Bern: Huber.

Doenges, M. E., Moorhouse, M. F. & Murr, A. C. (2018). *Pflegediagnosen und Massnahmen* (6. Aufl.). Bern: Hogrefe.

Heering, Ch. (2006). *Das Pflegevisiten-Buch* (2. Aufl.). Bern: Huber.

Herdman, T. H., Kamitsuru, S. & Lopes, C. T. (2022). *Pflegediagnosen, Definition und Klassifikation, 2021-2023.* Kassel: Recom.

Laimbacher, S., & Wolff, St. (2023). Zusammenarbeit mit Angehörigen. In D. Sauter, Ch. Abderhalden, I. Needham & St. Wolff (Hrsg.), *Psychiatrische Pflege* (4. Aufl., S. 538–556). Bern: Hogrefe.

Lauber, A. (2017). *Grundlagen beruflicher Pflege* (4. überarb. Aufl.). Stuttgart: Thieme.

Lunney, M. (2007). *Arbeitsbuch Pflegediagnostik. Pflegerische Entscheidungsfindung, kritisches Denken und diagnostischer Prozess – Fallstudien und -analysen.* Bern: Huber.

NANDA International (2010). *Pflegediagnosen: Definitionen und Klassifikationen, 2009-2011.* Kassel: Recom.

Peplau, H. E., Rouslin Welt, S., Welt, S. R., Raggenbass, R., & Werner O'Toole, A. (2009). Zwischenmenschliche Beziehungen in der Pflege – ausgewählte Werke (2. Aufl.). Bern: Huber.

Reuschenbach, B. & Mahler, C. (2011). *Pflegebezogene Assessmentinstrumente. Internationales Handbuch für Pflegeforschung und -praxis.* Bern: Huber.

Rixe, J. & Steffen, H.-T. (2023). Personen-/fallorientiertes Vorgehen. In D. Sauter, Ch. Abderhalden, I. Needham & St. Wolff (Hrsg.), *Psychiatrische Pflege* (4. Aufl., S. 660–679). Bern: Hogrefe.

Sauter et al. (2012). *Lehrbuch Psychiatrische Pflege* (3. Aufl.). Bern: Huber.

Scheichenberger, S. (2009). *Ressourcenorientierte Interaktion in der Pflege.* Wien: Facultas.

Schlicht, W. & Zinsmeister, M. (2015) *Gesundheitsförderung systematisch planen und effektiv intervenieren.* Berlin: Springer.

Staudacher, D. (2023). Autonomie. In D. Sauter, Ch. Abderhalden, I. Needham & St. Wolff (Hrsg.), *Psychiatrische Pflege* (4. Aufl., S. 737–748). Bern: Hogrefe.

Stefan, H., Eberl, J., Schalek, K., Streif, H. & Pointer, H. (2006). *Praxishandbuch Pflegeprozess.* Wien: Springer.

Stieger, H. & Vaterhaus, Ch. (2005). *Pflegeprozess* (Endversion). Basel: Berufsschule für Gesundheits- und Krankenpflege.

Wilkinson J.M. (2012). *Das Pflegeprozess Lehrbuch.* Bern: Huber.

Wright, L.M., Leahey, M., Shajani, Z., & Snell, D. (2020). Familienzentrierte Pflege. Lehrbuch für Familien-Assessment und Intervention (3. Aufl.). Bern: Hogrefe.

Zeichnungen: Remo Aeschlimann (2023)

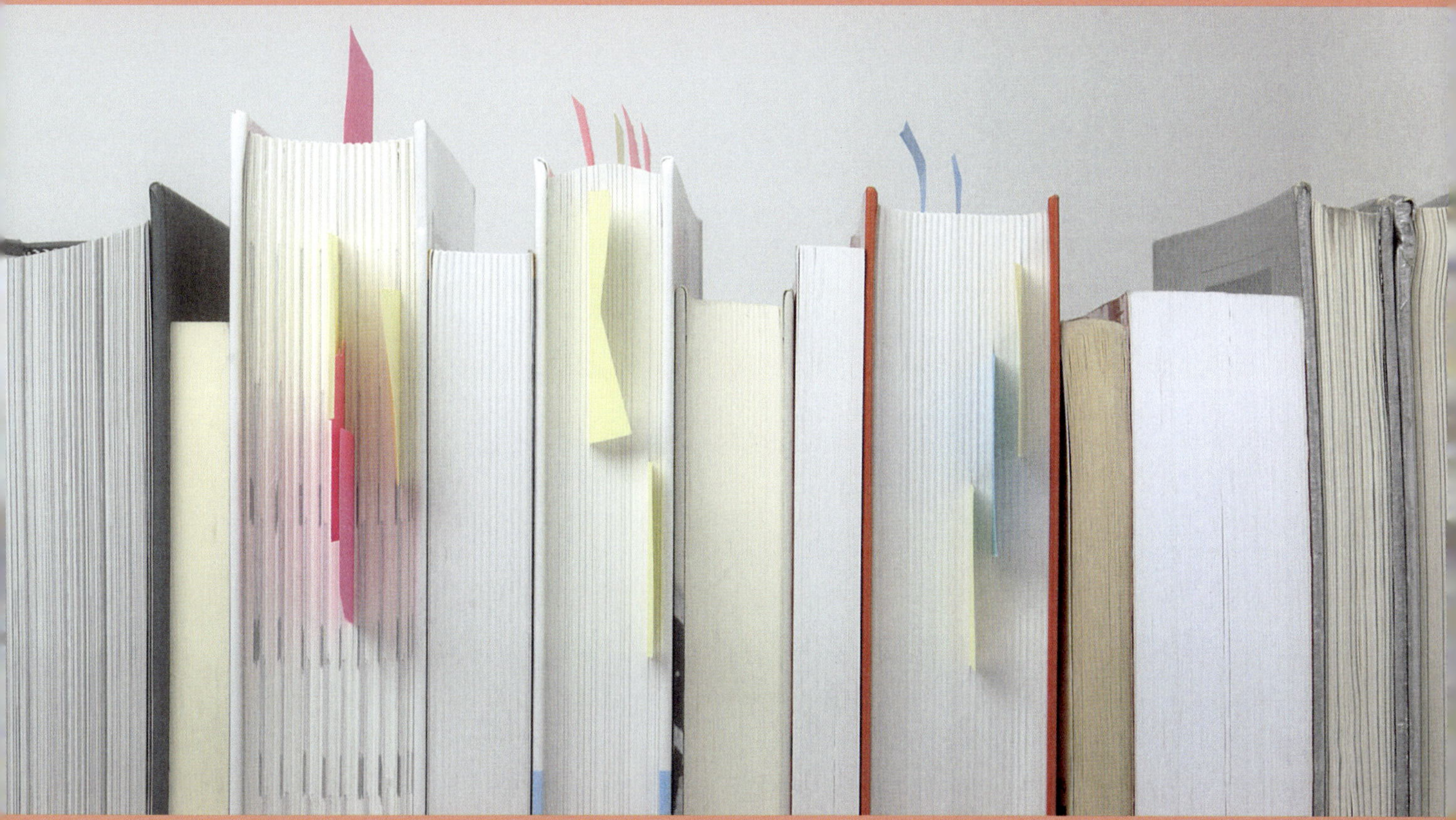

7 Anhang

7.1 Basisassessments zur Fallbearbeitung

Datum: Pflegekraft:

Klientin/Klient: Alter: Geschlecht:

Beruf:

Ärztin/Arzt: Angehörige:

Behandlungsauftrag:

Basisassessment n. Funktionalen Gesundheitsverhaltensmustern (Gordon, 2018)

GESUNDHEITSVERHALTENSMUSTER	BESCHREIBUNGEN UND BEFUND
1. Wahrnehmung der eigenen Gesundheit und Umgang mit der eigenen Gesundheit	
Wie ist ihr Gesundheitszustand im Allgemeinen?	
Waren Sie im vergangenen Jahr erkältet/krank? Haben Sie allenfalls am Arbeitsplatz/Schule gefehlt?	
Was tun Sie für Ihre Gesundheit? Führen Sie Selbstuntersuchungen von Brust/Hoden durch? Rauchen Sie? Nehmen/konsumieren Sie Medikamente, Drogen oder Alkohol?	
Hatten Sie jemals einen Unfall? Sind Sie in den letzten sechs Wochen/Monaten gestürzt?	
Fiel es Ihnen leicht, Empfehlungen des Arztes oder von Pflegenden nachzukommen?	
Falls passend: Was hat Ihrer Ansicht nach zur Erkrankung geführt? Was taten Sie, als Sie erste Zeichen der Krankheit wahrnahmen?	
Was ist für Sie besonders wichtig, während Sie hier sind? Wie können wir Ihnen am besten helfen?	

GESUNDHEITSVERHALTENSMUSTER	BESCHREIBUNGEN UND BEFUND
2. Ernährung und Stoffwechsel	
Was essen Sie zu normalerweise täglich? Nehmen Sie Nahrungsergänzungsmittel, wie z. B. Vitamine zu sich?	
Was und wie viel trinken Sie normalerweise täglich?	
Haben Sie in letzter Zeit zu- oder abgenommen? Wenn ja, wie viel? Sind Sie in letzter Zeit gewachsen oder kleiner geworden? Wenn ja, um wie viel?	
Wie ist Ihr Appetit?	
Haben Sie Beschwerden bei bestimmten Nahrungsmitteln oder beim Essen? Haben Sie Beschwerden beim Schlucken? Müssen Sie eine Diät einhalten? Falls passend: Stillen Sie? Gibt es Probleme beim Stillen?	
Heilen Wunden bei Ihnen schnell oder langsam?	
Haben Sie Hautprobleme (Verletzungen, trockene Haut u. a.)?	
Haben Sie Probleme mit den Zähnen?	
3. Ausscheidung	
Beschreiben Sie das gewohnte Muster Ihrer Stuhlausscheidung nach Häufigkeit und Aussehen. Haben Sie Beschwerden beim Stuhlgang? Haben Sie Problem mit der Kontrolle des Schliessmuskels? Nehmen Sie Abführmittel?	
Beschreiben Sie das Muster Ihrer Urinausscheidung. Wie oft lassen Sie Wasser? Haben Sie dabei Beschwerden? Haben Sie Problem mit der Kontrolle des Schliessmuskels? Haben Sie schon einmal unabsichtlich Urin verloren?	
Schwitzen Sie übermässig? Haben Sie Probleme mit dem Körpergeruch?	

GESUNDHEITSVERHALTENSMUSTER	BESCHREIBUNGEN UND BEFUND
4. Aktivität und Bewegung	
Haben Sie genügend Energie für die gewünschten bzw. geforderten Aktivitäten?	
Wie sind Ihre Bewegungsgewohnheiten? Welche Art körperlicher Betätigung gehen Sie nach? Tun Sie dies regelmässig?	
Welchen Freizeitaktivitäten gehen Sie nach? Bei Kindern: Was und womit spielst du gern?	
Welche der folgenden Tätigkeiten können Sie selbstständig ausführen? (Funktionsgrade 0–4 entsprechend eintragen) • Essen • Baden • Toilettengang/-benutzung • Bettmobilität • Sich kleiden • Pflege der äusseren Erscheinung • Allgemeine Mobilität • Kochen • Hausarbeit • Einkaufen	
5. Schlaf und Ruhe	
Fühlen Sie sich nach dem Schlaf ausgeruht und erholt und bereit für die Aktivitäten des Tages?	
Haben Sie Probleme beim Einschlafen? Benötigen Sie Hilfen beim Einschlafen? Haben Sie Probleme beim Durchschlafen? Wachen Sie nachts oft auf? Wachen Sie frühzeitig auf?	
Träumen Sie? Haben Sie Albträume?	
Arbeiten Sie im Schicht-/Nachtdienst?	
Welche Schlafumgebung sind Sie gewohnt (Licht, Temperatur, Geräusche)?	

GESUNDHEITSVERHALTENSMUSTER	BESCHREIBUNGEN UND BEFUND
Schlafen/Ruhen Sie zwischendurch (Mittagsschlaf)? Wie oft? Wie lange?	
Legen Sie Pausen ein? Nehmen Sie sich Zeit zur Entspannung?	
6. Kognition und Perzeption	
Haben Sie Hörprobleme? Tragen Sie ein Hörgerät?	
Wie sind Ihre Augen? Tragen Sie eine Brille? Wann wurde Sehschärfe und Brille zuletzt überprüft?	
Hat sich Ihr Erinnerungsvermögen/Gedächtnis in letzter Zeit verändert? Konnten Sie sich Dinge/Namen schwerer merken?	
Fällt es Ihnen leicht oder schwer Entscheidungen zu treffen?	
Wie lernen Sie am leichtesten? Haben Sie Schwierigkeiten beim Lernen?	
Haben Sie Beschwerden/Unwohlsein? Haben Sie Schmerzen? Wie gehen Sie damit um? Was steigert/lindert den Schmerz?	
Falls Schmerz vorhanden: Wann, wie oft haben Sie Schmerzen? Beschreiben Sie, wie Sie Ihre Schmerzen wahrnehmen? Wie stark sind Ihre Schmerzen?	
7. Selbstwahrnehmung und Selbstkonzept	
Wie würden Sie sich selbst beschreiben? Mögen Sie sich in der Regel oder eher nicht?	
Hat sich Ihr Körper verändert, oder hat sich etwas in den Dingen verändert, die Sie tun können? Ist das problematisch für Sie?	

GESUNDHEITSVERHALTENSMUSTER	BESCHREIBUNGEN UND BEFUND
Hat sich Ihre Einstellung gegenüber sich selbst oder Ihrem Körper seit Beginn der Erkrankung verändert?	
Gibt es Dinge, die Sie wütend, verärgert, furchtsam, ängstlich oder deprimiert machen? Was hilft Ihnen in solchen Situationen?	
Hatten Sie jemals den Eindruck, Dinge im Leben nicht mehr unter Kontrolle zu haben, d. h. nicht mehr verstehend, entscheidend, handelnd beeinflussen zu können? Hatten Sie jemals das Gefühl, die Hoffnung zu verlieren? Was hilft Ihnen in solchen Situationen?	
8. Rollen und Beziehungen	
Leben Sie allein? Leben Sie in einer Familie? Wie sieht Ihre Familienstruktur aus? (Diagramm/Genogramm zeichnen lassen)	
Gibt es familiäre Probleme, die Sie nur schwer bewältigen können? (Kernfamilie/erweiterte Familie)	
Wie geht die Familie gewöhnlich mit Problemen um?	
Ist die Familie in bestimmten Dingen von Ihnen abhängig? Wie kommen Sie damit zurecht?	
Falls passend: Wie fühlen/äussern sich Familienmitglieder und/oder andere Menschen angesichts Ihrer Erkrankung bzw. Hospitalisierung?	
Falls passend: Gibt es Probleme mit den Kindern? Gibt es Schwierigkeiten im Umgang damit?	
Sind Sie Mitglied in einem Verein, einer sozialen Gruppe? Haben Sie enge Freunde? Fühlen Sie sich alleine oder einsam? (Häufigkeit benennen lassen)	
Läuft es am Arbeitsplatz/in der Schule im Allgemeinen gut? Falls passend: Ist das Einkommen für Ihre Bedürfnisse ausreichend?	

GESUNDHEITSVERHALTENSMUSTER	BESCHREIBUNGEN UND BEFUND
Fühlen Sie sich in Ihrer Nachbarschaft eher integriert oder isoliert?	
9. Sexualität und Reproduktion	
Falls dem Alter und der Situation angemessen: Ist Ihr Sexualleben zufriedenstellend? Gibt es Veränderungen? Gibt es Probleme?	
Falls passend: Wenden Sie Verhütungsmethoden an? Gibt es dabei Probleme?	
Bei Frauen: In welchem Alter hatten Sie Ihre erste Menstruation? Wann hatten Sie Ihre letzte Regelblutung? Haben Sie Probleme mit der Menstruation? Hatten Sie schon einmal eine Geburt? Sind Sie schwanger?	
10. Bewältigungsverhalten und Stresstoleranz	
Hat es in den vergangenen ein, zwei Jahren in Ihrem Leben grosse Veränderungen gegeben? Gab es Krisen?	
Wer ist Ihr nächster Ansprechpartner? Steht diese Person Ihnen auch jetzt zur Verfügung?	
Fühlen Sie sich meist angespannt? Was hilft Ihnen dann, was entspannt Sie? Nehmen Sie zur Entspannung Medikamente und/oder Drogen? Trinken Sie Alkohol?	
Wie gehen Sie mit Problemen oder mit Problemen überhaupt in Ihrem Leben um?	
Sind die Bewältigungsweisen in der Regel erfolgreich?	
11. Werte und Überzeugungen	
Bekommen Sie im Leben allgemein auch, was Sie sich wünschen? Haben Sie wichtige Pläne für die Zukunft?	

GESUNDHEITSVERHALTENSMUSTER	BESCHREIBUNGEN UND BEFUND
Spielt Religion in Ihrem Leben eine wichtige Rolle? Falls passend: Hilft Sie Ihnen in schwierigen Situationen?	
Falls passend: Wird Sie Ihr Aufenthalt hier in der Ausübung Ihrer Religion behindern?	
12. Andere Themen	
Möchten Sie ausser den besprochenen Themen noch andere Bereiche ansprechen?	
Haben Sie Fragen?	

(Brobst, 2007, S. 35–41; Doenges et al., 2018, S. 1159)

7.2 Fokussassessments zur Fallbearbeitung (Risikoeinschätzung)

Mini Nutritional Assessment (MNA®)

https://www.mna-elderly.com/sites/default/files/2021-10/MNA-german.pdf

Atemerfassungsskala nach Ch. Bienstein

http://www.pflegeschulen-hl.de/wp-content/uploads/2014/08/atemerfassungs-skala_nach_bienstein.pdf

Verwirrtheit/Delirium Observation Screening Scale (DOS)

https://www.unispital-basel.ch/dam/jcr:63bb6ad1-64aa-4d59-b382-7759af67c7ae/medizinische-direktion_praxisentwicklung-screeningInstrumentDOS.pdf

Geriatrische Depressionsskala (GDS)

https://www.alterundsucht.ch/files/content/pdf-de/geriatrische-depressionsskala-gds.pdf

Calgary-Familien-Assessment-Modell

https://www.msdmanuals.com/de-de/heim/multimedia/table/apgar-score

Literaturhinweise zum Modell:

Laimbacher, S., & Wolff, St. (2023). Zusammenarbeit mit Angehörigen. In D. Sauter, Ch. Abderhalden, I. Needham & St. Wolff (Hrsg.), *Psychiatrische Pflege* (4. Aufl., S. 538–556). Hogrefe.

Wright, L.M., Leahey, M., Shajani, Z., & Snell, D. (2020). Familienzentrierte Pflege. Lehrbuch für Famili-en-Assessment und Intervention (3. Aufl.). Hogrefe. Beispiele von Geno- und/oder Ökogramme ab S. 110.

7.3 Screeninginstrumente zur Fallbearbeitung (Risikoerkennung)

Suizidrisiko: Nurses' Global Assessment of Suicide Risk (NGSAR)

https://digitalcollection.zhaw.ch/bitstream/11475/27967/1/2023_ZHAW_Abreissblock_Nurses-global-assessment-suicide-risk-skala_Druck.pdf

Dekubitusrisiko: Norten-Skala

https://www.thieme.de/statics/dokumente/thieme/final/de/dokumente/tw_pflege/297500101_004_Norton-Skala.pdf

Braden_Skala

http://dekubitus-pflege.info/wp-content/uploads/2016/07/braden-skala.pdf

Sturzrisiko: Geh- und Sprechtest

https://patientensicherheit.ch/wp/wp-content/uploads/2023/03/2_SR_2_Sturzpra__vention_D_160725.pdf; S.23

Timed up and go Test (TUG)

https://patientensicherheit.ch/wp/wp-content/uploads/2023/03/2_SR_2_Sturzpra__vention_D_160725.pdf; S.25

Barthel-Skala

https://patientensicherheit.ch/wp/wp-content/uploads/2023/03/2_SR_2_Sturzpra__vention_D_160725.pdf; S.26

Morse Fall Skala

https://patientensicherheit.ch/wp/wp-content/uploads/2023/03/2_SR_2_Sturzpra__vention_D_160725.pdf; S.27

Berg Balance Scale

https://patientensicherheit.ch/wp/wp-content/uploads/2023/03/2_SR_2_Sturzpra__vention_D_160725.pdf

7.4 Individueller Pflegeplan

Individueller Pflegeplan

Name:

Datum	Visum	**Pflegediagnosen (PESR)**	Datum	Visum	**Pflegeziele**

Geburtsdatum:

Datum	Visum	**Pflegemassnahmen**	Durchgeführt am: Datum/Zeit/Visum	Datum	Visum	**Evaluation**

Hygienische Händedesinfektion in 6 Schritten

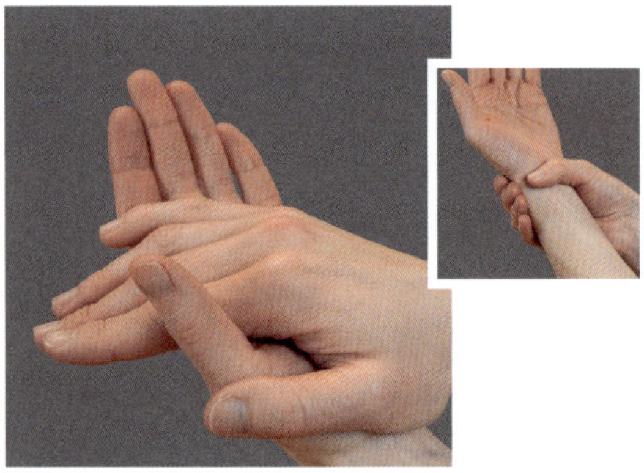

1. Schritt:
Handfläche auf Handfläche – inklusive Handgelenke

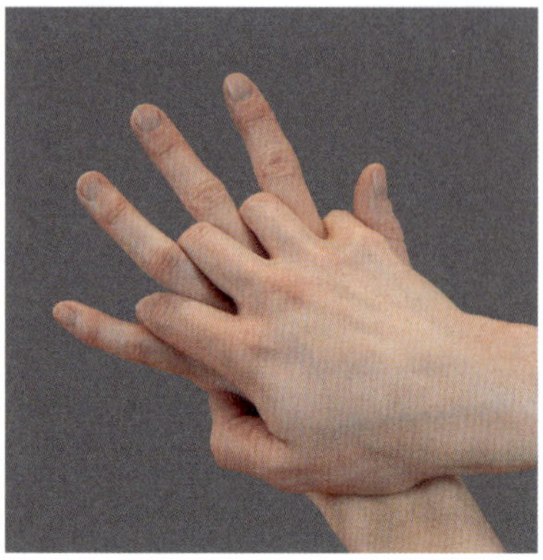

2. Schritt:
Rechte Handfläche über linkem Handrücken – und umgekehrt

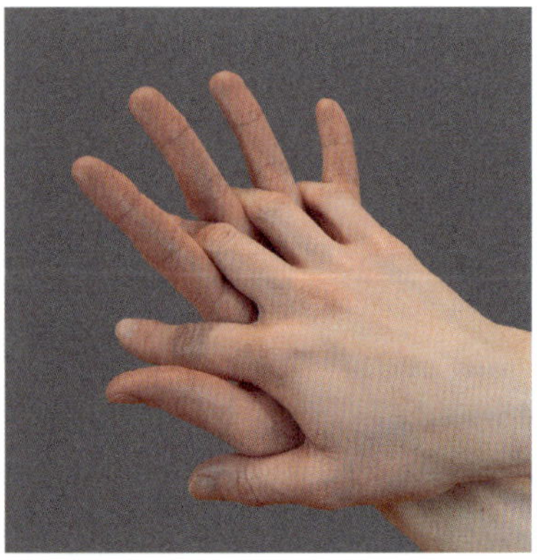

3. Schritt:
Handfläche auf Handfläche mit verschränkten, gespreizten Fingern

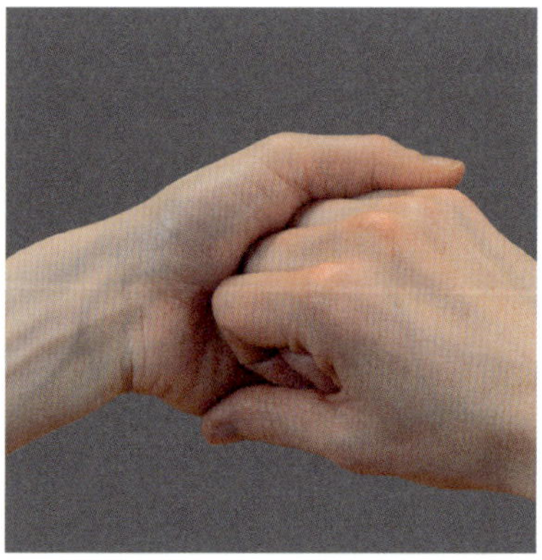

4. Schritt:
Aussenseite der verschränkten Finger auf gegenüberliegende Handflächen

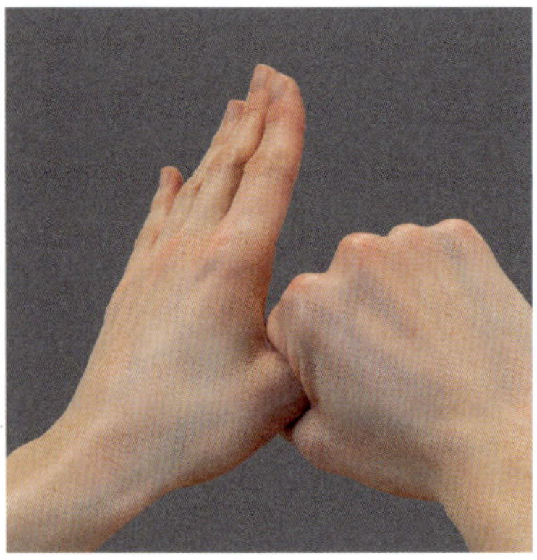

5. Schritt:
Kreisendes Reiben des linken Daumens in der geschlossenen rechten Handfläche – und umgekehrt

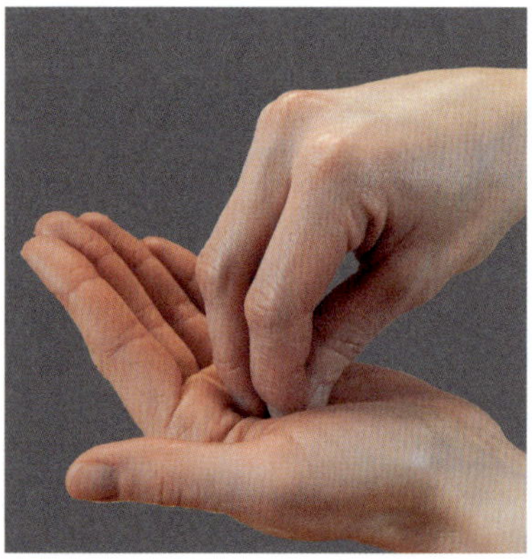

6. Schritt:
Kreisendes Reiben mit geschlossenen Fingerkuppen der rechten Hand in der linken Handfläche – und umgekehrt

- Desinfektionsmittel in die hohlen, trockenen Hände geben
- 30 Sek. Hände bis und mit den Handgelenken kräftig einreiben
- Jeden Schritt fünfmal durchführen
- Hände müssen für die gesamte Einreibezeit feucht bleiben
- Bei Bedarf Desinfektionsmittel nachnehmen.